基于 PET 影像的脑蛋白网络模型构建关键技术研究及应用

李 元 邹 颖 李 锋 著

山东大学出版社

SHANDONG UNIVERSITY PRESS

·济南·

图书在版编目(CIP)数据

基于 PET 影像的脑蛋白网络模型构建关键技术研究及
应用/李元，邹颖，李锋著.—济南:山东大学出版
社,2023.9
ISBN 978-7-5607-7949-2

Ⅰ.①基…　Ⅱ.①李…　②邹…　③李…　Ⅲ.①计算机
X线扫描体层摄影－应用－脑病－影像诊断　Ⅳ.
①R742.04

中国国家版本馆 CIP 数据核字(2023)第 195617 号

责任编辑　李　港
封面设计　王秋忆

基于 PET 影像的脑蛋白网络模型构建关键技术研究及应用
JIYU PET YINGXIANG DE NAODANBAI WANGLUO MOXING
GOUJIAN GUANJIAN JISHU YANJIU JI YINGYONG

出版发行	山东大学出版社
社　　址	山东省济南市山大南路 20 号
邮政编码	250100
发行热线	(0531)88363008
经　　销	新华书店
印　　刷	山东和平商务有限公司
规　　格	720 毫米×1000 毫米　1/16 9.25 印张　121 千字
版　　次	2023 年 9 月第 1 版
印　　次	2023 年 9 月第 1 次印刷
定　　价	50.00 元

前　言

　　大脑是人体器官中功能最复杂的一个,并存在着不同的分区,这些分区承载着不同的脑功能。人类日常生活中的思维和肢体活动都是通过大脑中不同的分区协作来完成的,研究脑分区的具体协作过程以及不同疾病对大脑分区的影响是脑科学的重要分支。

　　近年来,应用图论知识从脑网络的角度对大脑进行深入探究非常流行,结合机器学习的方法在疾病病理研究、诊断和预测中具有广阔的应用前景。对于不同疾病或者不同模态数据,脑网络的构建以及分析方法是有差异的,先前的研究多集中在群组网络层面,以病理分析为主,缺少个体网络研究。同时,脑影像种类繁多,如何深入挖掘不同脑影像间的内在联系也是亟须解决的问题。正电子发射型计算机断层显像(Positron Emission Computed Tomography,PET)是先进的核医学领域影像检查技术,对脑部疾病尤其是阿尔茨海默病(Alzheimer's Disease,AD)和轻度认知障碍(Mild Cognitive Impairment,MCI)的相关研究已经使用了大量PET数据。跟踪Tau蛋白探针(AV-1451)以及淀粉样蛋白(Amyloid-β-peptide,Aβ蛋白)探针(AV-45)近几年的广泛应用为研究指明了新的方向,这两种蛋白与AD和MCI疾病有着紧密关联。AD是一种神经退行性疾病,具有不可逆的重要特征;MCI是AD的前驱表现且患者有较高概率康复,所以结合机器学习方法揭示 MCI 患者脑蛋白网络的内部联系、量化其病理机制以及尽早筛查出该类患者具有重要的意义。

基于此,本书以蛋白 PET 图像为数据基础,以脑网络分析为手段,对 MCI 患者脑蛋白网络的量化属性进行了分析研究,结果揭示了脑蛋白网络的内部工作方式及发病机制,同时为计算机辅助诊断提供了重要依据。本书的内容包含以下三部分。

第一部分,使用平行独立成分分析对 Tau 蛋白以及 Aβ 蛋白的脑功能子网络间相关关系进行研究。研究涵盖 MCI 患者和正常人两类人群,首先使用双样本 T-test 寻找每种蛋白中正常人和 MCI 患者差异最显著的脑功能子网络成分,然后将每种蛋白数据得到的 8 个差异成分两两配对进行相关性分析,最终得到这两种蛋白间的一组相关性最强的差异成分,所得到的结果说明了 MCI 患者中 Tau 蛋白和 Aβ 蛋白的空间分布关系,发现了利用多蛋白数据分析脑功能子网络对于疾病病理分析的重要意义。

第二部分,Tau 蛋白被认为与 MCI 的病程高度相关,所以我们在书中着重分析了 Tau 蛋白的脑连接网络。前人的研究集中在疾病与 Tau 蛋白的病例分析上,本书则重点研究可能影响疾病的生理指标($ApoE$ 基因型及脑脊液)异常与 Tau 蛋白连接网络的关系。通过构建皮尔逊相关网络,我们计算了小世界属性、脑网络的属性[聚类系数(C_p)、最短路径长度(L_p)、节点中心性(HUB)、模块化]以及网络的鲁棒性等指标。网络属性的改变证实了 MCI 患者的 Tau 蛋白脑连接网络存在明显异常,并且受到损伤的脑区与人的情感、记忆以及运动功能相关,其中 $ApoE$ 4 基因对 MCI 患者有明显影响。这些发现进一步揭示了脑蛋白连接网络在 MCI 病理研究中的重要价值。

第三部分,研究了脑蛋白网络对于 MCI 辅助诊断的贡献。首先,使用平行独立成分分析提取的感兴趣区(Region of Interest, ROI)作为特征进行分类分析,结果显示这些 ROI 区域对于区分 MCI 人群的准确率可以达到 82.14%。然后,提出了一种基于多蛋白特征稀疏化的高阶脑连接量化方法,结合 Aβ 蛋白以及 Tau 蛋白特征构建了高阶多蛋白特征网络连接图谱(Multi-feature Higher-order Protein Networks,MHPN)。MHPN 可以很好地将 MCI 患者的蛋白连接网络组织异常表现出来,使用 F-score 特征选择方法、Linear-SVM 分类器以及十折交叉验证,将网络属性作为特征进行分类,结果显示 MHPN 的网络属性对于 MCI 的识别准确率可以达到 95.24%。本书的研究证实了脑蛋白网络在 MCI 研究及辅助诊断中有重要的价值,同时阐明了多特征的高阶蛋白网络在 MCI 病理学研究及计算机辅助诊断中均具有重要的应用价值。

因水平有限,书中难免存在不当之处,敬请各位专家学者和广大读者批评指正,以便未来再版时改正。

李 元

2023 年 8 月

目　录

第1章 脑研究概述

1.1 引言

　　人们对自然界的探究从宏观到微观,从群体到个体,在不断认清世界的同时,也在改变着世界。不断延伸的研究道路让现有的学科划分越来越细致,标准越来越完善,其中信息学科的发展彻底改变了现代人们的生活。有人说,蒸汽时代的到来是第一次工业革命的标志,电气时代的到来是第二次工业革命的标志,对我们现代社会影响深远的信息时代是第三次工业革命的标志,而我们现在正处于第四次工业革命时代。第四次工业革命以人工智能、虚拟现实等技术的出现为标志,以生物、物理以及数字技术的融合为发展方向,并最终为我们的生活带来新的变革。人工智能、机器学习为脑研究领域带来的巨大进步和研究结果表明,人类的大脑是一个极为复杂的系统,它的表面有许多沟,沟之间有隆起的回,这种特有的组织形态增加了大脑皮层的表面积,为处理各种信息提供了尽可能大的空间。所以,人体中大脑皮层是最发达的思维器官组织,人体的各项活动都在大脑皮层中进行调节,并且大脑皮层参与调节人与周围环境的平衡,是高级神经活动的基础。

从古至今,人们从不同的角度对大脑进行了研究。20 世纪末,物理学中出现了一个重要研究分支——复杂系统,该分支大力推动了网络科学(Network Science)的发展,为如何有效地表示网络结构的属性作出了巨大的贡献。大脑系统、社会系统等一系列系统都是由它们自身的要素以及要素之间的相互作用构成的,复杂系统在自然界中的表现虽然不同,但是它们通常拥有共同的组织原则。也就是说,表面上看不同的系统有不同的元素,并且在工作机制上存在很大的差异,但是这些系统在拓扑结构中的结构属性非常相似,如小世界(Small-World)属性就普遍存在于各个复杂网络的现象中。

本书的重点内容之一是脑网络。在之前的研究中,人们将脑网络的研究分为几个重要方向,其中脑连接网络和脑功能子网络是主流,结合机器学习算法进行病理分析以及辅助诊断是笔者研究的重点之一。首先是脑连接网络,人脑中有上千亿个神经元细胞,经过不断研究人们发现,神经元细胞通过突触构成了一个强大的神经元网络。先前的研究表明,人类的日常认知、情感表达可能不是某个局部的神经元产生的结果,而是大脑中多个区域共同协作、通过跨越神经网络协同工作实现的,所以"人脑连接"(Human Connectome)的概念随之被提出。这一概念的提出有望解决如下问题:第一,大量的神经元网络通过一些不太烦琐的计算步骤对大脑的某些功能进行表征;第二,对不同病症人群的脑成像网络拓扑结构进行比较,解释不同精神疾病中多模态脑网络的拓扑结构变化,并进一步揭示患病人群与正常人群的区别;第三,用脑区模板定义不同脑区的连接,更加方便地实现对脑功能的研究。近些年人们发现,哺乳动物的脑结构、功能等在各尺度上都表现出了小世界属性,这为揭示脑部工作机制提供了方向。

另一个研究重点是脑功能子网络,人们在对脑影像的初期研究中发现,有很多脑组织在大脑中的距离比较远,但是它们的各项功能信号却有着比较强的关联,关联的不同脑区之间通常完成着相似的神经活动。虽然不同的研究发现结果不尽相同,但是特定的脑功能子网络被不断发现,这表明脑功能子网络是客观存在的,并且具有科学意义。目前,人们已经将这些子网络找出并且给予了精准的划分,包括运动网络、默认模式网络、视觉网络、皮层下网络、认知控制网络、听觉网络等。不同的脑网络研究方法为人们深入揭示大脑的工作机制提供了更好的方式,同时也为我们的研究提供了理论支撑。

阿尔茨海默病(AD)已经越来越受到人们的关注,它是老年人最常见的神经退行性疾病之一。AD 的特点是记忆的长期丢失以及认知功能的损伤下降,并且过程是不可逆的,而至今没有合适的治疗手段。AD 已经成为 21 世纪全世界亟待解决的问题之一。AD 不仅给患者的正常生活带来了巨大的不便,也给患者的家庭带来了非常大的精神负担以及经济压力。

轻度认知障碍(MCI)是一种由神经变性(脑部神经细胞死亡或者丢失)引起的脑功能障碍,它也是 AD 与正常老年的一种过渡状态。认知功能减退是 MCI 的重要临床症状。虽然正常老年人也有衰老所导致的认知等功能的减退,但 MCI 患者所表现出来的减退是明显超出正常衰老减退程度的,好在其还不足以显著地影响患者的日常生活行为能力,记忆的丢失通常被认为是 MCI 最常见的表现形式。在高危人群中,3%～19% 的人可能受到 MCI 的影响,部分 MCI 患者可以康复,但是其中每年仍有 10%～15% 的 MCI 患者转为 AD。悲观地讲,五年之后可能会有近五成的患者转为 AD,因此,对 MCI 的研究是重要的切入点,可以有效地降低 AD 的患病率。

目前,导致神经退行性变的真正病理原因还不清楚,但是很多研究都发现,在人脑当中存在两种蛋白与 AD 以及 MCI 的病理病程有着很强的关联,分别是由磷酸化 Tau 蛋白组成的神经元缠结(PHF-Tau,由 PHF-Tau-PET 构成的连接网络成为 Tau 蛋白连接网络,如无特定交代后文的 Tau 便是指 PHF-Tau)和由淀粉样蛋白(Aβ 蛋白)沉淀组成的神经细胞老年斑,这两种蛋白的相互作用与神经细胞的损伤(从而导致脑功能损害)高度相关。Aβ 蛋白的跟踪技术早已成熟,近几年 AV-1451 PET 的出现使得人们可以针对 Tau 蛋白在脑中的分布状况进行大量研究,同时结合

Aβ 蛋白进行研究更是显得有必要了。

脑影像技术的兴起,使得对脑网络的研究有了数据基础。构建脑网络经常用到结构磁共振成像(Structural Magnetic Resonance Imaging,sMRI)、正电子发射型计算机断层显像(PET)、弥散张量成像(Diffusion Tensor Imaging,DTI)等技术。本书重点对 PET 数据进行研究。PET 数据有一些独有的特点:第一,对于早期疾病诊断,PET 扮演着重要的角色。病变细胞在人体内的活动比正常细胞更加活跃,所以更容易与显像剂结合,对小病灶的发现更加容易。第二,检查过程安全无创。PET 图像检查过程中使用的放射性核素都是与人体生命组成元素相似的核素,有着半衰期短的特点,并且使用剂量并不会对人体造成伤害。第三,检查结果准确。通过定性及定量的准确分析,可以为人们提供准确的代谢、蛋白以及功能等信息,特别是对初期病变的判断有着明显帮助。第四,PET 跟踪试剂已经可以高效地跟踪人们想要的目标,并且干扰比较小。脑 PET 已经被广泛地运用到对不同疾病的研究中,如 AD、MCI、自闭症等。例如,人们发现脑中的葡萄糖代谢在 MCI 和 AD 患者中存在异常,AD 和 MCI 患者的葡萄糖代谢(fluorodeoxyglucose,FDG)网络以及网络属性发生了变化,于是有人构建了FDG-PET 的个体脑网络,探求其在神经退行性疾病诊断中的作用等。

本书就是以正电子发射型计算机断层显像这一测量方式为基础,使用计算的方法将脑蛋白网络的内部联系以及病理机制通过量化的方式揭示出来,并为计算机的辅助诊断提供有效帮助。

1.2　大脑的结构在解剖学中的定义以及脑区作用

作为中枢神经系统中最复杂的结构,人脑分为大脑、小脑、间脑以及脑干等部位。大脑位于颅腔之中,主要由左、右两个半区组成。脑干包括脑桥、中脑以及延髓。与脑桥相连的神经构成脑神经。图 1-1 所示为人脑的解剖结构。

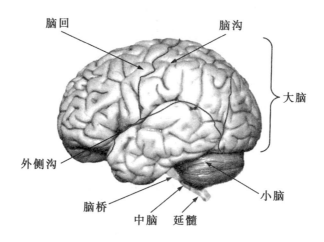

图 1-1　人脑的解剖结构

　　脑组织通常由白质(White Matter)、灰质(Grey Matter)以及脑脊液
(Cerebrospinal Fluid,CSF)组成。大脑白质是神经纤维聚集的地方;大脑
灰质则是神经元聚集的部位,也就是我们常说的"大脑皮质",它覆盖了脑
半球的大部分地方,前人根据其功能和位置的不同,将大脑灰质分为颞
叶、额叶、枕叶以及顶叶四部分(见图 1-2)。

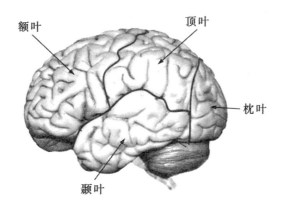

图 1-2　脑皮层分区

人类的进化过程也是脑结构进化和脑功能发展的主要过程。人的大脑高度分化且发达,各功能体系的最高管理区都在大脑皮层上。随着解剖学的发展,人们发现不同脑区参与管理的功能是不同的。19 世纪中叶,法国医生保罗·布洛卡(Paul Broca)发现,左半身瘫痪的人没有失语症,但是右半身瘫痪的人却经常伴有失语症,相关的尸检结果显示,右半身瘫痪且伴有失语症的人左大脑的额叶有病变。从那之后,"语言中枢"的概念走入了人们的视野。

19 世纪 70 年代,德国的两位医生古斯塔夫·弗里施(Gustav Fritsch)和爱德华·希齐(Eduard Hitzig)使用电流刺激狗的大脑皮层,发现大脑的特定区域管理着对侧身体的运动功能,进而"运动中枢"的概念也随之出现。在这之后,许多专家发现脑区功能性研究是有价值的,因此投入了大量的精力进行研究。最终,加拿大医生怀尔德·彭菲尔德(Wilder Penfield)使用电刺激的方法,全面地画出了脑皮层的功能分区,也帮助人们更好地认识了脑功能定位。

研究发现,运动准备和执行控制是额叶的主要功能,同时额叶还与人体的语言和书写等功能相关。后来,额叶功能也被进一步具体细化,如前额叶与执行控制功能有着密切联系,而前额叶后侧包含着人的初级运动皮质以及辅助运动皮质,这些主要与人类的躯体正常运动有关,额叶内侧有前扣带回,这个区域与人的情绪控制有密切联系。感觉、阅读、计算等功能由顶叶负责。枕叶包含视觉皮质,负责处理视觉信息,并且控制着人对颜色、亮度、运动朝向等信息的把控,是视觉感知的重要区域。颞叶位于额叶与顶叶之间,处于脑颅腔的颞骨下侧,人脑中的记忆功能大部分与颞叶息息相关,人的长/短期记忆都在颞叶中完成。同时,颞叶包含听觉皮质、嗅觉皮质以及味觉皮质,所以颞叶也负责人体对听觉、嗅觉以及味觉的控制。

小脑是人体重要的运动调节中枢,主要作用是维持躯体平衡、调节肌肉张力和协调随意运动等。小脑处于大脑后下方,分为蚓部以及两侧的小脑半球。

大脑中不同分区的功能正在被人们逐步发现，人们对于不同脑部疾病的病理学探究也在逐步深入。

1.3　正电子发射型计算机断层显像成像原理

随着成像技术的不断提高，核医学领域出现了一种新型成像技术——正电子发射型计算机断层显像（PET）。计算机科学的飞速发展与放射性药物升级改进的结合使得这一成像技术走进临床，对诊断起到了帮助作用并且被广泛应用。

PET 显像过程为：将放射性核素（如 ^{18}F、^{15}O、^{13}N、^{11}C，这些放射性核素通过回旋加速器产生）融入可以参与人体血液循环或者代谢的生物大分子（如葡萄糖、氨基酸等）上，并随之注射到人体内。受体在 PET 扫描设备下，通过捕捉正电子湮灭辐射现象来实时跟踪。经过 1 mm 的移动后，放射性正电子元素与体内的负电子结合发生湮灭辐射现象，产生的 γ 光子可以被 PET 成像设备探测到并在最终的图像中高亮显示。经过计算机处理后，得到我们使用的图像。本书使用的图像分辨率为 1 mm×1 mm×1 mm。图 1-3 所示为 PET 图像示例。

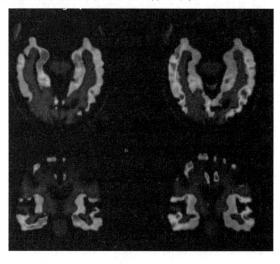

图 1-3　PET 图像示例

随着跟踪试剂的逐步发展，人脑中越来越多的生理指标可以被 PET 图像跟踪，如葡萄糖代谢、Aβ 蛋白等。但是对神经退行性疾病有严重影响的 Tau 蛋白的跟踪试剂前期研究进展缓慢，直到近几年才有所突破。AV-1451 是第一个配对 Tau 靶向正电子发射断层扫描的示踪剂，已被证明可以检测体内缠结的淀粉样蛋白的病理结构。它的出现是一件令人兴奋的事情，把它作为潜在的替代标记，可以通过体内神经成像测量大脑中的 Tau 神经原纤维病变。在脑内 Tau 成像领域中，先前的障碍是需要研制对于 Tau 病变具有高结合选择性的示踪剂，同时该示踪剂与淀粉样蛋白斑块和具有 β-折叠片层构象的其他淀粉样蛋白是低结合的。最近的一项研究表明，PET 示踪剂$[^{18}F]$-AV-1451对 Tau 蛋白的选择性高于 Aβ 蛋白，且脱靶结合可忽略不计，所以这为我们研究脑部蛋白提供了数据基础。同时，Aβ(AV-45 跟踪)蛋白与 Tau 蛋白是与 MCI 强烈相关的蛋白，所以本书对这两种蛋白进行了研究。

1.4　脑连接网络的研究现状

先前的研究主要集中在以下几种脑图像上：脑结构影像、功能磁共振成像(fMRI)、PET 影像以及弥散张量磁共振成像。同时，脑连接网络可以分为以下几类：结构网络(由 MRI 数据构建)、功能网络(由 fMRI 数据构建)、解剖学网络(由 DTI 数据构建)、代谢网络以及本书研究的蛋白网络(由蛋白 PET 数据构建)。其中，结构网络由 MRI 数据构建，MRI 数据可以精确地反映灰质结构以及灰质变化带来的其他结构变化。此外，结构网络可以很好地反映脑结构由于疾病造成损伤产生的病变。

fMRI 表现的是通过脑血氧浓度比大小来衡量的脑激活水平：如果在一个任务下，某个脑区显著激活，说明这个脑区与所承担的任务有关。由此，功能网络是通过计算各个脑区的激活值，进而计算两两脑区间的相关性而得到的，它可以很好地评估不同状态和任务下的工作模式，对揭示脑区之间的相互作用以及脑部精神类疾病引起的工作模式改变有着明显的帮助,已经被广泛运用于不同疾病的病理研究以及诊断工作中。解剖学网络是由 DTI 数据构建的,DTI 测量的是白质纤维束的连接密度以及强度,白质纤维束的连接密度和强度可以很好地反映脑部白质的异常。对每个脑区的纤维束密度、强度作两两相关分析,可以构建解剖学网络。结构网络、功能网络以及解剖学网络虽然可以有效反映脑组织中结构和功能的改变,但是现在越来越多的研究表明,蛋白是导致 MCI 和 AD 的元凶,以上所述的影像学方法无法呈现蛋白沉淀在脑中的分布,更无法研究脑蛋白与疾病病理之间的关系。本书的研究试图提出新的脑蛋白网络构建方式,并探究蛋白网络与病理及辅助诊断的联系。

脑连接网络的应用由来已久,最初应用在 MRI 图像上。不同学者通过 MRI 图像构建了结构网络,发现 AD 和 MCI 患者的脑结构网络中存在小世界属性。与正常人作了对比后,进一步分析了 AD 和 MCI 患者的脑网络变化,并且从网络特征层面侧面证明了 MCI 是处于正常人与 AD 之间的过渡阶段。也有研究人员使用 MRI 构建了个体网络,并且使用多特征融合的方法,该方法对 AD 的诊断能起到帮助作用。通过 fMRI 构建功能网络,对 MCI 患者在静息状态下功能连接的差异进行研究也是近些年的热门课题。与此同时,人们不仅研究了病症给患者带来的各项变化,而且研究了影响病症的其他因素对脑网络的改变,如研究载脂蛋白 E 4（Apolipoprotein E 4, $ApoE$ 4）基因对 FDG-PET 代谢网络变化的影响,发现 $ApoE$ 4 对于代谢网络的影响是具有生理意义的。研究发现,FDG-PET 的个体代谢网络可以从横向和纵向的角度对预测 AD 作出贡献。Aβ 蛋白网络揭示了其病理学意义,并构建了个体网络使用参数,对疾病的诊断起到了辅助作用。脑连接网络构建步骤如图 1-4 所示。从以往的研究中发现,人们对于 Tau 蛋白连接网络的研究并不是很多,所以本书将 Tau 蛋白连接网络作为研究方向之一。

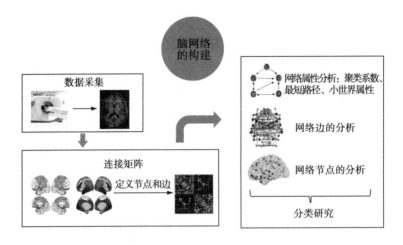

图 1-4　脑连接网络构建步骤

1.5　脑功能子网络的研究现状

脑功能子网络也是研究人员探究脑网络的研究重点,独立成分分析 (Independent Component Analysis, ICA)是探究脑功能子网络的重要方法。图 1-5 所示是脑功能子网络的构建及分布模式。麦基翁(Mckeown)等人首次将 fMRI 与 ICA 结合,最终得到了八个成分,它们是最大限度上的彼此独立的成分。将 ICA 得到的结果与主成分分析(Principal Component Analysis, PCA)结果进行比较,研究人员发现 ICA 的结果更加准确。

平行独立成分分析(Parallel ICA, pICA)是 ICA 的一种变体,允许估计多模态图像独立成分以及多峰模式或混合系数,最近已用于研究淀粉样 β 蛋白沉积导致神经退行性变和认知能力下降的机制。罗伯特(Robert)使用 pICA 探究了典型 AD 遗忘、语言障碍以及视觉障碍的人群代谢与 Aβ 蛋白沉淀的关系。还有专家研究了早期 AD 中 Aβ 蛋白与代谢之间的空间关系。但是现在越来越多的证据表明,MCI 的罪魁祸首是 Tau 蛋白和 Aβ 蛋白,而对于二者的联合分析尚未开展。

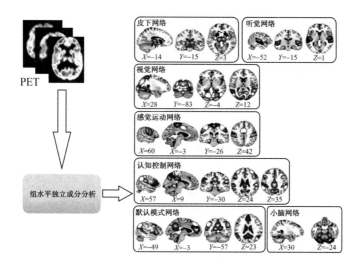

图 1-5　脑功能子网络的构建及分布模式

1.6　本书的组织结构

　　综上所述,脑网络在解释脑部工作机理、病理变化以及辅助诊断方向有很大贡献。虽然已经有研究揭示了 AD 以及 MCI 患者在结构以及功能网络上的异常,但是对于疾病的病理机制还存在争议。本书针对脑蛋白网络结合机器学习方法的研究,很可能为探究疾病的病理变化以及作出诊断提供新的方向。本书的创新点和主要贡献体现在以下几方面:

　　(1)使用 pICA 对 Tau 蛋白图像和 Aβ 蛋白图像进行联合分析,探讨了这两种蛋白图像间的空间分布关系;结合之前的研究结果进行对比,发现多模态图像的脑功能子网络联合分析可以更好地表示疾病的生理病理学特征。

　　(2)将 *ApoE 4* 基因型以及脑脊液(CSF)异常作为影响 Tau 蛋白连接网络的因素进行研究,用图论的基本理论和网络分析常用的图论指标(节点的度、聚类系数、路径长度、模块化等)来研究这两种因素与 Tau 蛋白连接网络的联系,最终发现 *ApoE 4* 基因型对于 Tau 蛋白连接网络的破坏力更强。

（3）单独研究了 *ApoE 4* 基因型对 Tau 蛋白连接网络的影响,用图论的方法分别计算了聚类系数、路径长度以及模块化等网络属性信息,结合网络鲁棒性的分析结果,揭示了 *ApoE 4* 基因型与 Tau 蛋白连接网络异常的作用关系是导致 MCI 的重要因素。

（4）进一步探究了蛋白网络的特征对诊断 MCI 的贡献。首先,使用 pICA 提取感兴趣区,探究这些区域对于疾病辅助诊断的作用;其次,使用多特征融合的方法,构建了基于多蛋白特征的个体脑连接网络,然后对这些脑网络进行高阶化处理,并提取网络属性作为特征,结合机器学习的方法,最终发现识别 MCI 患者的准确率可以达到 95.24%,这为脑蛋白网络在精神疾病中的诊断研究提供了新方向。

基于以上论述,本书的组织结构（见图 1-6）如下:

第 1 章介绍了大脑的解剖结构、MCI 和 AD 的基本概念,以及影响 MCI 和 AD 的重要因素、PET 成像的基本原理与 Tau 蛋白的成像过程,分析了当前研究的状况,并且介绍了本书在这些方面的研究。

第 2 章介绍了本书用到的图像预处理方法、网络构建方法、基于图论方法分析的各参数意义、独立成分分析方法、统计分析方法以及人工智能算法。

第 3 章使用平行独立成分分析方法对 Tau 蛋白和 Aβ 蛋白的 PET 数据进行了计算,探究了 Tau 蛋白和 Aβ 蛋白空间分布的关系。

第 4 章运用图论的方法研究了 *ApoE 4* 基因型以及 CSF 对 Tau 蛋白连接网络的影响,结果显示 *ApoE 4* 基因型对 Tau 蛋白影响比较大。随后,对 *ApoE 4* 基因型如何对 Tau 蛋白连接网络产生影响及鲁棒性变化作了进一步探究。

第 5 章研究了脑蛋白功能子网络特征以及多特征融合脑蛋白连接网络对于疾病辅助诊断的贡献情况。首先,使用 pICA 的方法提取了 ROI 区域,探究了这些区域对于疾病辅助诊断的作用;其次,使用多特征融合的方法,构建了基于多蛋白特征融合的个体高阶连接网络,探究了高阶多特征脑蛋白网络的网络属性特征对辅助诊断的贡献。

第 6 章对本书的主要工作进行了系统总结,同时展望了未来的研究方向。

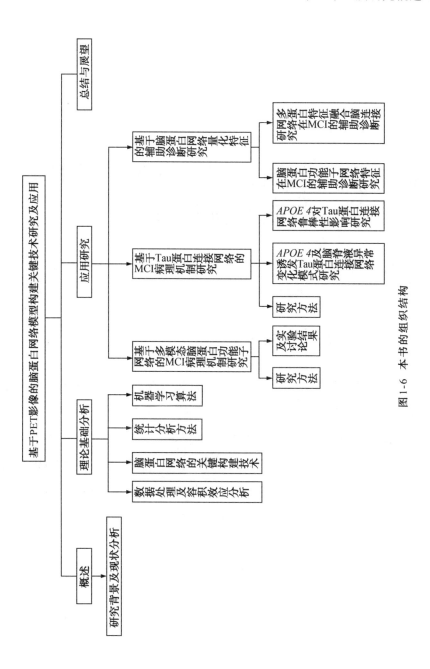

图 1-6 本书的组织结构

第 2 章　脑蛋白网络模型构建理论基础与分析方法

2.1　数据处理及部分容积效应

本书使用的是阿尔茨海默病神经影像学倡议（Alzheimer's Disease Neuroimaging Initiative，ADNI）数据库中的 AV-45 PET（Aβ）和 AV-1451 PET（Tau）蛋白数据，选取了其中进行过重定位、平滑以及标准化的数据进行下载。值得注意的是，使用 PET 数据会出现部分容积效应现象，这与其他模态数据有所不同。在 PET 扫描中，凡小于层厚的病变，其 PET 值受层内其他组织的影响，所测出的值不能代表病变的真正 PET 值。例如，在高密度组织中较小的低密度病灶，其 PET 值偏高；反之，在低密度组织中较小的高密度病灶，其 PET 值偏低，这种现象称为"部分容积效应"。

为了消除部分容积效应，我们进行如下操作：首先，对被试的 MRI 数据进行同步采集，并将 MRI 数据分割为白质、灰质以及脑脊液数据；其次，将 PET 数据配准到 MRI 数据中，并对分割后的 MRI 数据进行卷积，获取部分容积效应程度；最后，使用分割卷积的 MRI 图像校正 PET 图像,得到我们使用的重定位前图像(详细过程可参见相关资料)。本书中,我们使用 Matlab 2014a 中的统计参数映射(Statistical Parametric Mapping,SPM)12 toolbox 进行预处理,处理过程包括配准、标准化以及平滑(见图 2-1)。

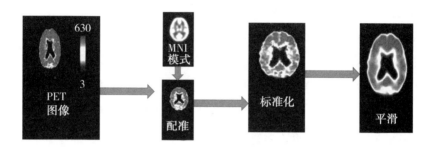

图 2-1　PET 预处理过程

ADNI 是一项全球性的研究项目,得到了世界各国专家的临床认可,它致力于研究并尽可能防止 MCI 和 AD 病情的恶化。ADNI 的主要工作是研究 MCI 和 AD 的病理学以及探究 AD 的治疗方法,通过采集全球 50 多个不同站点的 AD 患者、MCI 患者和正常老年人的临床、脑影像以及生物标志物等信息进行分析(每位被采集者都签署了知情同意书),然后对采集的数据进行标准化后公开,为全世界研究者提供了一个研究 MCI 以及 AD 的平台,每个人都可以通过网站获取数据以及查看相应的理论。

ADNI 数据库从 50 多个采集站点招收了千余名被试人员,虽然不同地区人群的脑有一定差异,但我们认为这并不影响目前我们对 MCI 和 AD 的研究。被试人员包括 MCI 患者、AD 患者以及正常人各数百名。

采集标准如下:

(1)正常对照组:无抑郁症状,无 MCI 症状,无痴呆症状。

(2)MCI 患者:无痴呆症状,认知功能明显受损(主要是记忆方面),但尚未显著影响日常生活活动能力。

(3)AD 患者:有痴呆症状,认知功能明显下降,日常生活活动能力受到严重损害,并且行为方式已发生比较大的改变。

前人已经使用 ADNI 数据库进行了多方面研究。迪亚兹(Diaz)和梅思拉(Misra)等人在早期使用 ADNI 数据进行了体素级别的分析,发现了 AD 以及 MCI 患者与正常人在全脑分布的差异区域。亦有学者使用 ADNI 数据构建了脑网络,对 AD 以及 MCI 进行预测。帕斯卡尔(Pascoal)发现认知功能下降与 Tau 蛋白和 Aβ 蛋白的相互作用有关。里萨切尔(Risacher)等人的研究表明,*ApoE 4* 基因是影响 AD 和 MCI 疾病发展的重要基因。尚卡尔(Shanker)等人还发现,另有多种基因也与 AD 的发展有很强的关联。进而,其他研究者使用不同模态的数据进行建模,使用偏相关网络进行 MCI 病理分析并进一步研究分类准确率。ICA 分析揭示了炎症、肥胖以及 *ZNF 673* 等基因都是加剧痴呆症状的重要因素。

2.2　脑蛋白网络的关键构建技术及相关理论

2.2.1　基于体素的蛋白测量分析

基于体素的形态测量学(Voxel-based Morphometry,VBM)分析法是将全脑有相似功能的细胞划分成体积大小相等的小方块,这些小方块被称为"体素"。一般来说,体素的大小为 1 mm×1 mm×1 mm 或者 3 mm×3 mm×3 mm,使用工具对不同人群的大脑蛋白进行体素级别分析并寻找差异是基本的手段。

怀特(Wright)等人提出了 VBM 分析法,并将其首先应用在结构磁共振成像中,发现了人脑结构的差异。后来,该法逐步应用到功能以及 PET 数据分析上,在不同的精神类疾病分析中取得了较好的成果。在怀特研究的基础上,2000 年,阿什伯恩(Ashburner)等人提出了一种新的 VBM 处理标准过程。后人发现,脑体积变化以及头皮等干扰因素会影响结果的准确性,所以古德(Good)等人提出了 VBM 的优化算法,以去除这些干扰因素。

使用 VBM 分析脑部数据已经成为时下比较常用的方法,适合 VBM 分析的工具包也比较多,SPM 就是常用的一种工具包(具体使用过程可参见相关资料)。VBM 分析的标准过程包括四个步骤:空间标准化、场校正、脑组织分割以及平滑。在 VBM 分析中,通过基于指数李代数的微分同胚解剖配准(Diffeomorphic Anatomical Registration using Exponential Lie Algebra,DARTEL)方法进行空间标准化,并且配准到蒙特利尔神经研究所(MNI)研发的空间标准模板上,进行平滑后进一步计算就能得到我们使用的数据。

2.2.2　脑连接网络构建关键技术及分析方法

图论结合复杂系统便形成了网络,系统中节点和连接各个节点的边是构成网络的要素。一般来说,脑连接网络分为三个尺度:微观(基于神经元细胞建立)、介观(基于神经元细胞簇建立)以及宏观(基于脑区建立)。本书研究的宏观脑连接网络便是将人脑中不同的脑区看作各个节点,将两两脑区间的相互关系量化值看作网络的边,由不同的脑区(点)以及脑区间的相关性(边)构成网络模型,这是构建脑网络的关键思想。

前人在如何对大脑进行分区的问题上进行了深入探讨,并根据脑结构和功能形成了不同的脑分区模板,如图 2-2 所示。AAL 模板(Tzourio-Mazoyer 等人绘制)是现在脑网络分析中常用的模板,包含左、右脑共 90 个大脑分区以及 26 个小脑分区。博德曼(Brodmann)模板将全脑划分为 52 个功能区。随着研究的深入,大脑的划分近些年来更为细致,有学者根据结构和功能将全脑分为 246 个区域,也有学者将全脑分为 264 个脑区等。值得注意的是,使用不同模板构建的脑连接网络会存在一定的差异,目前还没有一个很好的标准将它们统一起来,所以同一实验中要使用相同的模板,这样得到的结果才是有意义的。

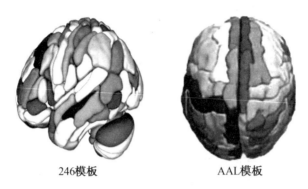

246模板   AAL模板

图 2-2　246 模板和 AAL 模板

长久以来,科学家认为大脑内部存在不同的功能分区,而人们完成每项日常行为任务的时候,都是不同大脑分区协同作用的结果,所以在此基础之上构建脑网络的研究方法被认为是可以模拟大脑真实工作状态的重要途径,并且未来的人工智能将会以真实的神经元网络为基础开发实现。脑网络是对人脑复杂信息系统表征的实现,并且随着对复杂网络研究的深入,为进一步研究脑组织结构以及脑动力学模型提供了很强的支持。

2.2.2.1　脑连接网络的构建

脑连接网络的构建分为以下几步:

首先,选择要使用的模板。本书选择 AAL 模板进行病理分析,使用中国科学院 246 模板进行辅助诊断分析。因为病理分析注重探究脑区变化,所以使用 AAL 模板(90 个大脑分区,详细中英文对照见附表 1);而识别任务需要更多的突出特征,所以使用脑区划分更详细的中国科学院 246 模板(246 个脑区,详细英文见附表 2),使得可提取特征更加丰富。我们以 AAL 模板为例,将经过 SPM 12 预处理的 PET 图像(前期预处理见 2.1 节)配准到 AAL 模板上,计算模板中每个脑区的蛋白沉淀平均值。

其次,消除年龄和性别等其他因素对脑网络矩阵可能产生的干扰后进行脑网络构建。AAL 模板共有 90 个大脑分区,我们通过使用每个脑区得到的蛋白值计算相关系数,最终得到 90×90 的脑网络矩阵。值得注意的是,对角线的值全为 1,整个矩阵存在的边数为 90×89÷2＝4005 条。构建脑连接网络的方法有偏相关和皮尔逊相关两种,但是偏相关的要求一般比较严格(构成的矩阵必须是满秩矩阵),因此我们使用普适性更强的皮尔逊相关来构建脑连接网络。

最后,为了方便计算,在构建了脑网络矩阵之后,使用二值化的矩阵进行网络属性的计算。也就是选取固定的阈值,如果矩阵中的数值比阈值小则设置为 0,如果比阈值大则设置为 1,所以最后会得到一个 90×90 的 0、1 二值矩阵,且对角线的元素为 1。

值得注意的是,如果选择不同的阈值计算方法来对同实验中分组人群构成的脑网络进行二值化处理,会导致网络拓扑结构有很大的差别。在这种情况下,计算得到的拓扑结构变化不具有很好的解释性,不能很好地反映脑连接网络拓扑结构在不同人群中的差异。所以,本书的研究采用"稀疏度"这一概念对矩阵进行处理,使用最低 8% 的稀疏度值来构建全脑结构网络,其计算方法为实际存在的边数除以所有的边数。8% 的稀疏度可以保证用最少的边将所有的脑区节点进行全连通,也就是保证了整个网络能形成全连通图。如果稀疏度过高,会导致存在较多的假阳性边,因此选用最低稀疏度以保证研究结果的真实性。

2.2.2.2　节点和边的定义

本书将脑区视为节点,脑区间相互关系的度量视为脑网络的边。在MRI、fMRI 和 PET 中,通常使用皮尔逊相关或者偏相关来计算两两脑区间结构(如表面积、体积、沟回复杂度等)、血氧激活水平或者放射性物质摄取量等指标的相关性。在计算过程中,由于体素点是远大于脑区个数的,每个脑区又是由很多个体素点组成的,因此一般将每个脑区中体素点值的平均值赋值于每个脑区。脑区间的相关性高低代表了两两脑区之间协同合作的强弱关系,在我们的研究中代表两两脑区间蛋白的相关性强弱。在进行两两相关之后,可以得到 $N \times N$(N 为模板中脑区的个数,使用不同模板时,脑区的个数划分不同)的矩阵,这个矩阵即为构建的脑网络。利用脑网络可以进行网络属性的计算,用于之后的分析研究。

2.2.2.3 脑网络拓扑参数的计算(聚类系数及最短路径长度)

20 世纪 60 年代中期,著名的六度分离理论由米尔格拉姆(Milgram)提出,其核心是世界上任何两个人都能通过六个之内的人相互认识,这个理论也被称为"小世界属性"。随后,小世界属性逐渐被广泛运用于物理以及数学学科。在网络理论的计算中,小世界属性已经得到广泛应用,脑网络的研究也使用了六度分离理论。本书中研究的脑网络节点彼此间都会通过其他节点几步达到,所以脑蛋白连接网络也是小世界网络。平均聚类系数(Mean Network Clustering Coefficient,C_p)以及最短路径长度(Network Shortest Characteristic Path Length,L_p)是衡量小世界网络好坏的指标,并且较高的 C_p 以及较低的 L_p 代表小世界网络是正常的,其中 C_p 代表拓扑网络的局部效率,L_p 用于衡量拓扑网络的全局连通性。

在固定稀疏度下,脑区的某一节点与其他连接节点构成的三角形除以其可能形成三角形的值定义为聚类系数,而全脑中每个节点的聚类系数相加取平均值则得到我们想要的平均聚类系数,公式为:

$$C_{p_i} = \frac{\sum_{p,q \in N} d_{ip} d_{pq} d_{iq}}{L_i(L_i - 1)} \tag{2-1}$$

在公式(2-1)中,分子为目标节点与其连接节点所构成三角形的个数,L_i 是与第 i 个节点相连的三角形的个数。如果我们的网络是非对称的,那么一对节点间可能存在多条连接。也就是说,同一对节点可能通过中间不同的三角形连接,所以我们对非对称矩阵的平均聚类系数计算进行了改动,公式为:

$$C_{\mathrm{p}_i} = \frac{\frac{1}{2}\sum_{i,p\in N}(d_{ij}+d_{ji})(d_{ip}+d_{pi})(d_{jp}+d_{pj})}{L_i(L_i-1)-2\sum_{j\in N}d_{ij}d_{ji}} \tag{2-2}$$

平均聚类系数主要用来衡量网络的整体功能划分情况，C_{p} 的值越大代表网络的局部聚类能力越强，也说明脑网络中局部传递能力更强。

同时，衡量网络性能的另一个重要指标——整个网络的整体整合功能是通过网络间的传输效率体现的。在我们通常的认知中，节点间的传输所经过的道路越短，说明它们之间的传输效率越高，所以 L_{p} 是衡量整个脑网络全局效率的重要指标，公式为：

$$L_{\mathrm{p}} = \frac{1}{n}\sum_{i\in N}\frac{\sum_{p\in N,p\neq 1}\vec{d_{ip}}}{n-1} \tag{2-3}$$

式中，d_{ip} 为节点 i 与节点 p 之间的最短路径。L_{p} 越小，则网络的全局效率越高，整合能力越强。

2.2.2.4　模块化的计算

模块化是反映脑中某些节点聚集强弱的重要指标，它反映了脑部不同分区承载不同功能，基于最大化网络的模块化度量（Q）来实现量化。模块化是将脑网络中内部连通强的节点划分到一起，但同时划分到一起的模块间通信却比较小，它的最佳划分是将整个网络划分成多个不重叠的子模块。Q 值是衡量模块化的重要指标，计算公式为：

$$Q = \frac{1}{S}\sum_{i,p\in N}\left[a_{ip}-\frac{L_iL_p}{S}\right]\delta_{m_i,m_p} \tag{2-4}$$

式中，S 是整个矩阵连接条数，a_{ip} 是节点 i 与节点 p 之间的连接，L_i 是与节点 i 相连的节点连接条数，m_i 表示节点 i 所属的模块，$\delta_{m_i,m_p}=0$。

2.2.2.5　中心节点的计算

衡量网络节点中心性的指标有多种，而节点的度是最常见的。节点的度值代表该节点的连接强度，也就是与此节点相连接的其他节点的度量。节点的度反映了此节点在整个网络中的重要程度,度值越大表示这个节点与其他节点存在越多的联系。度值比较大的节点(Hub)称为"中心节点"。通过不同的衡量方式可以将节点分成连接型节点和局部型节点两种。参与系数(Participant Coefficient,PC)是衡量这一属性的重要指标,节点计算公式如下:

$$HUB_i = 1 - \sum_{m}^{M}\left[\frac{U_i^m}{U_i}\right]^2 \qquad (2\text{-}5)$$

式中,M 是所计算模块的个数,U_i 是节点 i 的度值。HUB 值越小,表明这个节点与模块内部其他节点间的连接越多,则该节点称为"局部型中心节点"。反之,HUB 值越大,表明这个节点可能不仅参与了本模块的信息处理,而且参与了其他模块的信息处理,这个节点可能是多个模块的连接中枢,也叫"连接型中心节点"。图 2-3 所示为本小节计算的网络属性的形象表示。图中,三角形代表聚类系数;连接不同点的直线代表最短路径长度;两个圆圈(黑色外框)代表模块化;直线连接的点代表 Hub 节点;每个节点的中介中心性数值大小代表节点的度。

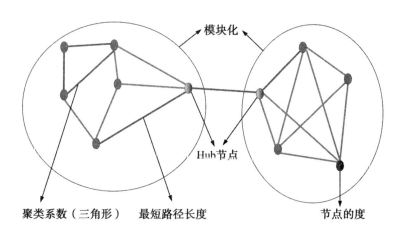

图 2-3 网络属性的形象表示

2.2.3　多模态脑功能子网络构建及分析方法

目前投入研究的脑影像种类很多,如我们前面提到的结构 MRI、fMRI、PET 以及 DTI 等。早前由于技术的限制,大多数研究将注意力放在某一种影像上,但是单一影像表达的信息往往不够准确,并且对于复杂的大脑来说,疾病对大脑的影响不是由单一模态的数据就可以进行完整表达和呈现的,所以对于多种模态融合的研究就很有必要了。本书使用了一种数据联合的分析方法——pICA,它着重分析不同数据间脑功能子网络的相互关系,并且根据分析结果提取 ROI 区域,进行进一步的辅助诊断。

前人联合分析了 PiB 和 FDG 数据,并使用 pICA 同步考虑了所有图像体素。关于 pICA 的使用方法,可参阅相关资料的介绍(Fusion ICA Toolbox 描述了 pICA 的数学基础)。在此框架中,pICA 应用于多模态成像数据旨在识别每个图像模态中的独立成分,以及这些独立成分在不同模态中的关系。使用 Akaike 信息标准估计每种模态中的重要独立成分的数量(AIC)和最小描述长度标准。作为公认的选择标准,AIC 基于独立成分集最大化观察数据的对数似然,其惩罚项与独立成分的总数成正比。选择具有最低 AIC 值的独立成分集,以便在拟合精度和独立成分模型的复杂性之间取得平衡。对于每种模态,估计表示每个独立成分对受试者的方差贡献的加载参数。以上知识为我们研究多模态数据提供了方法支撑。在之前的研究中,人们已经证明 Tau 蛋白和 Aβ 蛋白在全脑(尤其是在某些脑区)中的存在是具有相关性的,甚至是具有因果关系的,所以本书将 Tau 蛋白定义为与 Aβ 蛋白相关联的一种蛋白形式,并将这种关联写为 Tau 蛋白的线性回归模型:

$$s = \beta_1 \cdot tau_1 + \beta_2 \cdot tau_2 + \cdots + \beta_n \cdot tau_n \tag{2-6}$$

$$\boldsymbol{X}_s = [x_{s1}, x_{s2}, \cdots, x_{sn}]^T ; \boldsymbol{S}_s = [s_{s1}, s_{s2}, \cdots, s_{sm}]^T$$

$$\boldsymbol{S}_s = \boldsymbol{W}_s \boldsymbol{X}_s$$

$$A_s = W_s^{-1}; A_s = [a_{s1}, a_{s2}, \cdots, a_{sn}]^T \qquad (2\text{-}7)$$

式中,n 是总人数,tau 是每张 Tau-PET 图像总 Tau 蛋白值,β 是权重,m 是使用 AIC 估计出来的独立成分数量,A_s 是表示 Tau 蛋白被试与组件之间的关系矩阵。随后可以计算 Aβ 蛋白的关系矩阵,进一步分析两个矩阵之间的相关性。在分析过程中,不断进行 W 矩阵的更新,选取模态间具有高相关性以及差异性的成分,进行完全脑分析后终止该进程,具体的流程如图 2-4 所示。

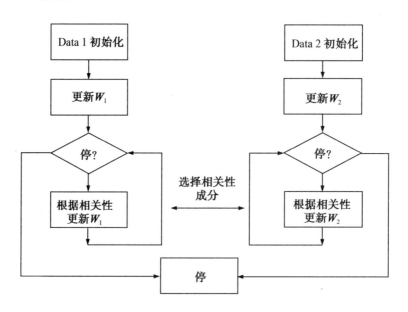

图 2-4　pICA 分析的具体流程

简而言之,pICA 分别针对每种模态数据进行运算,并且计算每种模态的混合系数之间的相关性,进一步计算出每一个成分在同一模态下正常人和患者的差异值 P。在本书的研究背景下,pICA 确定了 Tau 蛋白和 Aβ 蛋白的空间独立成分,同时揭示了 Tau 蛋白和 Aβ 蛋白分布之间共有的最大差异。每种模态的每个独立成分按比例缩放到单位标准偏差,得到 $|z|$ 值在 MNI 模板空间中的图像。

所有组件映射都以 $|z|$ 分数级别进行阈值处理,当 $|z| \geqslant 2.5$(累积概率为 99.4%)时用于可视化目的。

我们基于上面的结果计算了所有 Tau 蛋白和 Aβ 蛋白差异独立成分对的皮尔逊相关系数,同时进一步考虑了年龄、性别、教育和 $ApoE\ 4$ 等位基因携带状态的变化,最后进行多重比较校正后,发现了脑 Aβ 蛋白积聚和 Tau 蛋白聚积之间的显著关系。

2.3　统计分析方法

2.3.1　T 检验

T 检验(Student's T test,T-test)是常用的统计方法,主要目的是在标准差未知并且样本近似于正态分布的情况下,研究总量小的样本的样本间差异存在的概率,最终得到各独立样本群体之间的均值差是否有显著性差异。常用的 T-test 包括单样本 T-test、双样本 T-test 以及配对样本 T-test。

单样本 T-test 主要是检验一个单独的样本与另一个已知样本是否存在差异。一般情况下,使用单样本 T-test 要符合几个要求:首先是不知道总体是否服从正态分布,其次是样本量比较小,最后是所检验的样本与总体的平均数离差统计量呈 t 分布。所以,单样本 T-test 的零假设是检验样本整体是否呈正态分布,并且期望值为 μ。如果零假设满足,那么 t 服从自由度为 $n-1$(n 为样本总量)的 t 分布,公式为:

$$t = \frac{\bar{X} - \mu}{D(X)/\sqrt{n}} \tag{2-8}$$

式中,$\bar{X}$ 为本样本的均值,$D(X)$ 为样本的标准差,n 为样本总个数。

双样本 T-test 是研究零假设为"两个相互独立的样本期望相同"成立的概率,即 μ 相同,$\mu_1 = \mu_2$。所以统计量 t 为:

$$t = \frac{\bar{X}_1 - \bar{X}_2}{\sqrt{\dfrac{[D(X_1)]^2}{n_1} + \dfrac{[D(X_2)]^2}{n_2}}} \tag{2-9}$$

2.3.2 相关系数

皮尔逊相关系数(Pearson's Correlation Coefficient)是本书计算脑节点间连接强度的重要指标,即表示两个脑区节点间的线性相关性强弱,取值范围为$[-1,1]$,基本定义为两个变量的协方差与标准差的商。相关系数 r 的基本计算公式为:

$$r = \frac{\sum_{i=1}^{n}(X_i - \bar{X})(Y_i - \bar{Y})}{\sqrt{\sum_{i=1}^{n}(X_i - \bar{X})^2}\sqrt{\sum_{i=1}^{n}(Y_i - \bar{Y})^2}} \tag{2-10}$$

在本书研究的脑连接网络当中,我们使用皮尔逊相关系数作为脑区间关联性强弱关系的衡量标准,该相关系数不会随着变量尺度的变化而变化。

2.3.3 置换检验

置换检验(Permutation Test)是一种非参数检验,它主要是对总体样本比较小且总体样本分布未知的样本进行统计分析。置换检验是根据排列组合原理,使用模拟抽样的基本思想对样本进行统计量分布分析的统计方法。置换检验过程是不放回的抽取过程,它对原有样本的分布情况不产生依赖,样本的分布统计量是以样本自身来推断的。

对于非正态分布的小样本数据来说,置换检验有比较强的鲁棒性。同样,当样本量大的时候,置换检验与参数检验的结果是一致的。而对于样本量较小的分析来说,进行参数检验是不严谨的,此时进行非参数置换检验是有必要的。脑科学研究中的被试人数一般比较少,很多时候少于30人,所以很难满足正态分布,因此非参数置换检验更加适合脑科学研究。

置换检验的详细过程为：如果要检验比较 A、B 两组人的体重差异，此时的零假设为 A、B 两组人的体重并无差异。若 A 组人员共 L 人，B 组人员共 M 人，此时就可以计算两组人员在体重上的均值差异。假设要进行 n 次实验，第 i 次实验的过程中，将 $L+M$ 个人的体重数值合并在一起，随机抽取新的 L 个人作为 A 组人员，其余的 M 个人作为 B 组人员，这样可以重新计算两组人的体重平均值，如此重复 n 遍，便会得到 n 个均值。这 n 个均值从小到大或者从大到小排列，将最初的均值拿出。如果最初的均值落在置信区间（95％双尾）之内，那就接受最开始的零假设；如果落在置信区间之外，则表明拒绝之前的零假设，两组人的体重是存在差异的，即 $p < 0.05$。

通过以上分析可以发现，置换检验的次数越多，最后的 p 值越准确，所以通常置换检验的次数为 5000～20000 次。

2.3.4　多重比较校正

统计分析方法中，常将 $p < 0.05$ 作为阈值检验是否存在显著性差异，但即使如此，可以看出仍有 5％的可能性使结果出现假阳性。所以依此类推，如果进行了 100 次独立的检验，则不正确的拒绝零假设的概率仍会高达 99％以上。所以，为了避免得到假阳性的结果，我们要对每次检验得到的 p 值进行多重比较校正。现在常用的校正方法为 Bonferroni 校正和FDR（False Discovery Rate）校正。

统计学方法中的 Bonferroni 校正是公认的最严格的校正方法，经过 Bonferroni 校正后的结果，其错误率被严格地控制在 5％之内。其过程为执行 n 次独立比较，那么每次比较第一类错误的发生率为 $0.05/n$，最终的校正结果错误率在 5％以下。

但是在实际中，Bonferroni 校正的结果严格性过高，很多真实结果很多时候会被当作错误的，于是学者们提出了 FDR 矫正方法。FDR 矫正方法是一种较 Bonferroni 校正而言稍微宽松一些的矫正方法,其原则是控制 FDR 值来确定 p 值的阈值。FDR 值的计算公式为:

$$FDR = E\left(\frac{V}{R}\right) = E\left(\frac{V}{V+S}\right) \leqslant \varepsilon \qquad (2-11)$$

式中,E 为期望值,V 为假阳性结果个数,R 为零假设被拒绝次数,S 是真阳性结果个数。

最后的阈值可以由控制水平 ε 计算得到:

$$p_k = \frac{k}{m}\varepsilon \qquad (2-12)$$

式中,k 为拒绝零假设的次数。

2.4 机器学习算法

机器学习(Machine Learning)是近几年计算机领域热门的发展方向,它是人工智能发展的核心,让计算机具有了智能的形式,将多门理学学科融合在了一起。机器学习研究的是如何使计算机具有人类的学习、分析及解决问题的能力。

机器学习是从大量的数据中提取有效信息,对数据进行学习、分析以及分类的过程。对于脑科学来说,机器学习大致分为两部分:采用计算分析进行数据挖掘,对数据内的共性和差异进行分析,挑选合适的特征对不同的数据进行划分,基于特征对不同组的数据进行分类或预测。

下面将对本书使用的机器学习算法进行简单的介绍:脑影像是医生判断患者脑部病变的主要依据,而对于机器学习来说,如何精准地提取影像中的特征以满足后续算法的要求是非常重要的。对数据进行结构化、变换分析以及升维/降维等处理称为"特征提取"(Feature Extraction)。脑研究中的特征提取是极为关键且难度较大的一项工作,个体大脑的差异性使如何提取具有可重复性的特征成了研究的重点,这就要求我们提取的特征具有鲁棒性。常见的提取包括纹理、边缘等信息,同时对于生物医学中的步态、语音的特征提取是近些年来研究的新方向。

ICA 是常用的脑功能子网络的特征提取分析方法,它从一组复杂的信号中分离出独立的、有代表性的信号。在脑影像中,不同的数据类型分别可以提取不同的特征,如 MRI 数据提取皮层厚度、脑区体积、复杂度等信息,PET 数据提取生物标记物摄取量,fMRI 数据提取 BOLD 信号等。同时,脑连接网络中也存在众多特征,本书最后聚焦机器学习算法与高维网络结合的多次提取特征过程,主要针对多特征融合的脑连接网络属性特征进行重点研究。

特征提取过后,可能会出现信息冗余或者噪声等情况,这对分类结果来说是有干扰的,所以这时候的特征选择(Feature Selection)就显得特别重要。特征选择可以有效降低数据维度,是提高分类准确率的必经之路。一般来说,特征选择的过程可以视为寻优过程,也就是从原始的 M 个特征集里面选取 L 个最优特征子集。特征选择的过程是很复杂的,人们为了简化这个过程,提出了很多简化计算复杂度的方法。分类模型(Classifier)就是通过对最优特征子集的计算得到的。分类模型可以分为有监督学习和无监督学习两类,有监督学习包括支持向量机(Support Vector Machine,SVM)、朴素贝叶斯(Naive Bayes)、逻辑回归(Logistic Regression)等,无监督学习包括聚类算法、自组织映射网络等。本书主要通过稀疏学习构建特征网络,采用 F-score 进行特征选择,使用 SVM 和 K-折交叉验证的方法进行分类并检验其有效性。

2.4.1　稀疏学习

正则化参数以及将误差最小化是监督学习的最大目的,也是为了让模型对训练集有更好的拟合度。如何让稀疏学习的结果对数据有较好的拟合? 正则化参数让这个问题得到了有效解决,而过多的参数计算伴随着复杂度上升,同时也容易让构建的模型过拟合,这样训练的误差会很小,但对于泛化性却有一定的影响。监督学习的目的是让预测的误差小,也就是能更准确地贴合预测模型,同时使用规则函数来实现泛化的目的。

作为典型的嵌入式特征选择方法之一,稀疏学习在拟合训练集的过程中通过加入惩罚项对自身进行评估,将与结果相关性差的特征弱化甚至剔除。在稀疏学习的过程中,这些弱相关的特征系数设置为 0,最终实现了特征子集的稀疏化。在线性回归中,我们使用回归模型优化的目标函数,但是这个过程可能导致过拟合的发生,所以人们加入了正则项来解决过拟合的问题,即 L_1 正则项和 L_2 正则项,表达式为:

$$L_1 = \min_w \sum_{i=1}^s (y_i - w^T x_i)^2 + \lambda \parallel w \parallel_1$$

$$L_2 = \min_w \sum_{i=1}^s (y_i - w^T x_i)^2 + \lambda \parallel w \parallel_2^2 \qquad (2\text{-}13)$$

式中,w 为回归方程回归系数,其中的正则化参数 $\lambda > 0$。公式(2-13)称为"岭回归"。

如果用 L_1 对 L_2 进行替换,则可以得到最常见的稀疏回归模——最小绝对收缩和选择算法(Least Absolute Shrinkage And Selection Operator,LASSO),如公式(2-14)所示。正则项的引入能够尽可能地规避过拟合的问题。L_1 的优势在于其能够更容易地获取稀疏解,但也无法有效应用于高维数据集。其原因是,当样本量远远小于特征维度时,L_1 正则项在选取特征时更倾向于选择与样本数量相差无几的特征数,并且如果多个自变量特征与因变量相关性比较强的时候,L_1 更倾向于选择相关性最大的特征。因此,有学者提出了以 L_1 和 L_2 范数同时对目标函数进行约束的弹性网络(Elastic Net,EN)。

本研究的数据情况适合先对 L_1 正则化进行研究,近端梯度下降法(Proximal Gradient Descent,PGD)经常用于 L_1 正则化的求解过程,其优化目标为:

$$\min_x = f(x) + \lambda \parallel x \parallel_1 \qquad (2\text{-}14)$$

如果 $f(x)$ 可导,那么存在常数 L 使得:

$$\parallel \nabla f(x') - \nabla f(x) \parallel_2^2 \leqslant L \parallel x' - x \parallel_2^2 \qquad (2\text{-}15)$$

$$x_n = x_{n-1} - \frac{1}{L} \nabla f(x_k) \tag{2-16}$$

其中,x_n 可以由 x_{n-1} 得到。

通过近端梯度下降法可以将 $f(x)$ 最小化,实际上每一次的梯度下降过程等价于最小化的 $f(x)$,也就是说,每一次的迭代应该将 L_1 范数的最小化考虑进去,即可对范数进行求解,公式为:

$$x_n = \underset{x}{\arg\min} \frac{L}{2} \parallel x - \left[x_{n-1} - \frac{1}{L} \nabla f(x_{n-1}) \right] \parallel_2^2 + \lambda \parallel x \parallel_1 \tag{2-17}$$

2.4.2 K-折交叉验证

在机器学习中,交叉验证是必不可少的步骤,交叉验证的过程是不断地将原始数据进行测试集和训练集的分割,测试集和训练集处于不断变换的状态中。其中,训练集占大部分,测试集占小部分。使用训练集对分类模型进行训练,测试集对训练形成的模型进行计算评估。所谓"交叉",就是多次数据分割形成不同的训练集和测试集,本次的测试集样本会变成下次的训练集样本。

通常认为,样本量比较小的时候需要使用交叉验证。一般以 10000 左右作为分割点,如果样本量大于 10000,我们会随机将数据分为两部分,分别是训练集(Training Set)和测试集(Test Set)。如果样本量小于 10000 或者更小,这时候就需要采用交叉验证。脑图像数据因被试获取比较烦琐,所以一般情况下最多有上千个样本。在对脑图像进行分类分析时,交叉验证是必不可少的。

交叉验证常用的有三种方法:简单交叉验证、K-折交叉验证(K-Folder Cross Validation)、留一交叉验证(Leave-one-out Cross Validation)。

根据原有样本,简单交叉验证将数据按比例分为训练集和测试集(一般来说,训练集样本量多于测试集样本量)。在每一次测试结束后,把样本打乱,重新分配测试集和训练集,继续进行分类模型的训练和测试,最后选择损失函数评估最优结果。

K-折交叉验证的过程是将数据划分为 K 个子集,然后选择 $K-1$ 个子集进行训练集计算,而剩余的 1 个子集用于验证先前分析的准确性。K-折交叉验证是一种常见的数据分析方法,优点是所有样本都用于训练和测试,并且每个子样本仅作为测试数据处理一次,但所有样本都会作为测试集出现。进行 K 轮之后,选择最优结果。塔潘(Tapan)等人证明了 K-折交叉验证是一种严格的方法。

作为 K-折交叉验证的特例,留一交叉验证用于样本量特别小(不到100)的样本集中。其方法是,设共有 N 个样本,每次实验选择 $N-1$ 个样本作为训练集训练分类模型,剩余 1 个是测试集,循环 N 次,计算 N 次分类的结果。

交叉验证最终会形成一个好的分类模型。那么,针对本书研究的问题,我们应该选择哪一种方法呢?笔者认为,样本量大于 100 的时候,选择使用 K-折交叉验证;样本量为 $50\sim100$ 的时候,选择 K-折交叉验证与留一交叉验证相结合;样本量过少的时候,选择留一交叉验证。

2.4.3　F-score

在特征选择出现之前,人们认为对于目标函数而言,样本的所有特征具有相同的重要性,即对目标函数分类结果的影响大小一致。这在一定程度上会导致分类器精度低、推广性差,对高维数据特征而言,计算非常复杂,因而有必要对样本特征进行筛选,寻找最优特征子集进行算法分类,提高分类模型的运算效率。

我们希望,由不同方法得到的特征都是有区分意义的,但是在实际过程,尤其是脑科学研究中,有一些特征可能最终与目标函数是不相关的,也就是没有区分度的。所以要根据特征的重要性进行排列,可以对特征赋予权值,权值越大说明特征越重要。

鉴于此,本研究使用了 F-score 的特征选择方法。原始的特征集中,可能存在与最终分类无关的特征以及特征的冗余,这会导致运算效率以及精度下降,更会使算法复杂度提升。所以,如何剔除特征集中的无关特征以及识别度低的特征是研究重点,这时候,特征选择就显得非常重要了,并且能同时起到降维和降低复杂度的作用。F-score 是衡量不同特征对于分类结果贡献度的重要指标,F-score 的值越大,说明该特征对于分类结果的贡献越重要。

假设 x_i 为特征集中的第 i 个特征 $(i=1,2,3,\cdots,N)$,n_+ 为分类正确的样本数量,n_- 为分类错误的样本数量,则第 k 个特征的分数可以定义为:

$$F_k = \frac{\left[\bar{x}_k^{(+)} - \bar{x}_k\right]^2 + \left[\bar{x}_k^{(-)} - \bar{x}_k\right]^2}{\dfrac{1}{n_+-1}\sum_{i=1}^{n_+}\left[x_{i,k}^{(+)} + \bar{x}_k^{(+)}\right]^2 + \dfrac{1}{n_--1}\sum_{i=1}^{n_-}\left[x_{i,k}^{(-)} + \bar{x}_k^{(-)}\right]^2} \quad (2\text{-}18)$$

式中,$\bar{x}_k$ 特征是整个特征集中的均值,同理可知,带正负号的 $\bar{x}$ 代表着特征在正负样本中的均值。$\bar{x}_{i,k}$ 表示第 k 个特征在第 i 个特征上的具体值。

前面对于 F-score 的介绍可能过于烦琐,我们可以通过最终分类结果的表示来倒推出 F-score 的计算方法。首先要了解真阳性(True Positive,TP)、假阳性(False Positive,FP)、真阴性(True Negative,TN)、假阴性(False Negative,FN)。如果以一个人体重是否超标作为分类结果,那么真阳性为"检测为超标,实际也超标",假阳性为"检测为超标,实际未超标",真阴性为"检测为未超标,实际也未超标",假阴性为"检测为未超标,实际超标"(见表 2-1)。

表 2-1　判断标准

预测输出		真实值		总数
		p	n	
	p'	真阳性(TP)	假阳性(FP)	P'
	n'	假阴性(FN)	真阴性(TN)	N'
总数		P	N	——

计算准确率的同时,我们定义了精确率(Precision)和召回率(Recall)。精确率为正确的分类结果占全部为正预测的结果的比例,召回率为正确预测占实际为正的结果的比例。计算公式如下:

$$Accuracy = \frac{TP + TN}{TP + FP + TN + FN} \tag{2-19}$$

$$Precision = \frac{TP}{TP + FP} \tag{2-20}$$

$$Recall = \frac{TP}{TP + FN} \tag{2-21}$$

$$\frac{2}{F_1} = \frac{1}{Precision} + \frac{1}{Recall} \tag{2-22}$$

$$F_1 = \frac{2PR}{P + R} = \frac{2TP}{2TP + FP + FN} \tag{2-23}$$

前文提到,F-score 值越大越好,当 F_1 值小时,True Positive 会呈现增加趋势,而 False 则会相应地减少,即 F_1 对 $Precision$ 和 $Recall$ 都进行了加权。

根据计算的 F-score 值,我们设定阈值,选取对最终区分贡献大的特征形成新的特征子集,用于最终的分类和预测分析。

2.4.4　支持向量机

支持向量机(Support Vector Machine,SVM)是目前常用的一种监督学习方法,它是对样本进行二分类的广义线性分类器,以寻求训练集的最大边距超平面的决策边界作为主要方向。

作为机器学习中的经典二分类线性广义分类器,支持向量机被运用到各个领域。它是监督学习的一种,以统计学中的 VC 维理论和结构风险最小原则为基础。

VC 维可以简单理解为,在一个函数集中,可以把一个有 n 个样本的样本集按照所有可能的 $2n$ 种形式分开,同时不能被 $2n+1$ 分开,那么 n

就是样本集的 VC 维。

结构风险包括经验风险和置信风险两个方面。因为样本数量是有限的,所以我们称之为经验风险,即使现在大数据环境下数据量暴涨,但是它所得到的最终结果还是与期望存在偏差的。一般来说,VC 维越大,经验风险越小。置信风险与预测结果有关,对训练好的模型使用新数据进行检验可以得到预测结果,并对置信风险进行研判。样本集的 VC 维越大,训练出的模型越复杂。虽然这样可以很好地拟合训练样本,但是对于预测来说,不一定可以达到最佳状态。

支持向量机使结构风险最小化的方法是,保持经验风险不变,然后最小化置信风险。这个操作的关键是最小化 VC 维,其详细步骤为对于一个超平面 $w^T x - b = 0 (\parallel w \parallel = 1)$,如果它对向量 $\boldsymbol{x}$ 按如下方式分类:

$$y = \begin{cases} 1, \omega^T - b > 0 \\ 1, \omega^T - b \leqslant 0 \end{cases} \tag{2-24}$$

则称为间隔分类超平面。

还有一个定理阐述了间隔 Δ 与 VC 维 h 的关系,用公式可以表示为:

$$h \leqslant \min\left(\left[\frac{R^2}{\Delta^2}\right], d\right) + 1 \tag{2-25}$$

支持向量机的原理是通过寻找最优的超平面来将不同类别的数据分开。在分类问题中,对于一个含有 n 个样本的训练集 $D = \{(x_i, y_i) | i = 1, 2, \cdots, n\}$,$x_i = R^n$,$y_i = \{+1, -1\}$,能被一个超平面 $H: w \cdot x + b = 0$ 分开,并且超平面与距离其最近向量间的距离要尽可能大,这个平面就是所求的最优超平面。定义两个标准超平面 $H_1: w \cdot x + b = +1$ 和 $H_2: w \cdot x + b = -1$,这两个超平面距离分类超平面的距离最小的样本点在这两个标准超平面上的点称为"支持向量",起支持作用,故而得名。随后,标准超平面到分类超平面的距离就是 $\frac{1}{\parallel w \parallel}$,要想分类间隔最大,那么就要使这个距离最大。为了后续的求解更加方便,可转换成求 $\parallel w \parallel^2 = w^T w$ 的最小值。还有一个约束条件是两个样本之间

不能有样本向量,具体公式如下:

$$\begin{cases} w \cdot x_i + b \geqslant +1, y_i = +1 \\ w \cdot x_i + b \leqslant -1, y_i = -1 \end{cases} \tag{2-26}$$

公式(2-26)可通过解拉格朗日函数求解,得如下公式:

$$L(w,b,\alpha) = \frac{1}{2} w^T w - \sum_{i=1}^{n} \alpha_i \{ y_i [w \cdot x_1 + b] - 1 \} \tag{2-27}$$

式中,$\alpha_i \geqslant 0$ 为拉格朗日乘子。在求导以及对偶二次规划之后求得最优的 α_i^*,同时 w 和 b 也随之可得,超平面即可确定。

样本的数量限制让支持向量的地位得以凸显,对于非标准平面的向量,它们可以随意移动,只要与两个所求标准平面保持一定的距离,并不会影响最终的分类结果。

2.5 本章小结

本章主要针对本研究中使用的数据库、数据预处理方法以及分析方法进行介绍,主要内容包括 ADNI 数据库简介、脑 PET 影像处理方法、脑网络构建方法及属性分析方法、基本统计学方法和机器学习相关理论,为后续的研究提供了理论依据和方法支撑。

第3章 基于多模态脑蛋白功能子网络的 MCI 病理机制研究

Aβ 蛋白和 Tau 蛋白被认为是与 MCI 相关的重要致病蛋白。尽管人们对这两种蛋白已进行过许多研究，但是关于这两种蛋白脑空间分布的相关性分析比较少。本章的研究旨在探讨 MCI 患者组与正常对照（Normal Control，NC）组相比时，Aβ 蛋白与 Tau 蛋白脑功能子网络之间的空间分布模式关系。本章使用了多模态 PET 蛋白数据，数据来自临床上的不同人群：MCI 患者组和 NC 对照组。ADNI 数据库是本书研究的数据来源，该数据库包含本章所使用的 65 名 MCI 患者和 75 名正常人的信息，所有被试者均采集了 AV-45 PET（Aβ）和 AV-1451 PET（Tau）数据。

为了评估 Aβ 蛋白和 Tau 蛋白脑功能子网络的空间分布及关系，我们采用平行独立成分分析（pICA）——一种使多模成像数据联合分析成为可能的分析方法，在 MCI 患者组和 NC 对照组中对 Aβ-PET 与 Tau-PET 脑功能子网络的显著性差异成分及成分的相关关系进行了研究。通过比较 Aβ 蛋白和 Tau 蛋白的空间分布，我们发现 MCI 患者组和 NC 对照组的显著差异主要分布在默认模式网络（Default Model Network，DMN）、认知控制网络（Cognitive Contral Network，CCN）和视觉网络（Visual

Network，VN)中。同时在相关性分析结果中，两组人的 Aβ 蛋白和 Tau 蛋白差异分布的强相关的功能子网络与 DMN 高度重合。pICA 分析显示，MCI 患者脑蛋白功能子网络的改变与 MCI 患者病变结果一致。结果表明，Tau 蛋白的异常空间分布区与 Aβ 蛋白的异常空间分布区有关，主要位于 DMN 网络中，并且功能子网络中的异常可能与 MCI 疾病有很强的相关性。

3.1　引言

Aβ 蛋白和 Tau 蛋白在 MCI 的进程中扮演着重要的角色，且同时与 AD 的进程也息息相关。多数研究已经将重点放在这两种蛋白上，并且多数针对 MCI 和 AD 的靶向药都是以消除这两种蛋白作为主要目标的。布里尔(Brier)等人根据神经图像计算了这两种蛋白沉积在体素级别上的相关性。然而到目前为止，基于这两种蛋白成像的脑功能子网络相关性的研究较少，这也是我们研究的方向。

针对脑图像的研究以及分析方法正在日益丰富。多元统计范式(如主成分分析或独立成分分析)评估了多种神经影像数据间的相互关系，提取的特征也对疾病的区分有很大的贡献。ICA 作为一种数据驱动的分析方法，在分析神经成像中的大脑功能子网络方向已有很多研究。ICA 已经广泛应用于功能性磁共振成像(fMRI)、脑磁成像(MEG)、脑电成像(EEG)、结构磁共振成像(MRI)以及 PET 成像。

作为独立成分分析的一个变形，平行独立成分分析(pICA)可以探究多模数据中的脑功能子网络。先前的研究揭示了多变量技术对 AD 的早期诊断是有效的。应用 pICA 的相关研究结果表明，Aβ 蛋白沉积机制是导致 MCI 和 AD 患者神经退行性变和认知能力下降的重要因素。此外，针对 Aβ 蛋白与氟脱氧葡萄糖(FDG)的空间相关网络进行的研究发现，葡萄糖代谢的异常网络与 Aβ 蛋白的异常网络存在相关性。

前文已经提到,AD 发病是不可逆的过程,使用医学图像对 AD 的病理学分析以及辅助诊断的研究也都已经比较成熟。MCI 患者是介于正常人和 AD 的一个中间过程,通过长期的观察研究发现,有 20%～30%的 MCI 患者可以恢复到正常人水平。与此同时,蛋白在 MCI 疾病中扮演的角色被认为越来越重要,所以对于 MCI 患者,联合这两种蛋白的研究将会是更有意义的。本研究就是利用 pICA 来探讨 MCI 患者和正常人的 AV-1451(Tau-PET)与 AV-45(Aβ-PET)空间分布的显著差异和相关性。

3.2　研究方法

本章的研究思路如图 3-1 所示。值得注意的是,在 pICA 分析过后,会得到 8 个 MCI 患者组和 NC 对照组间的 Tau 蛋白脑功能子网络分布差异成分,Aβ 蛋白也同样得到 8 个这样的成分。在研究中,我们分别选取这两种蛋白中 p 值最小的脑功能子网络差异成分进行分析,同时将这两种蛋白的差异成分两两配对进行相关性分析,寻找相关性最强的成分。下面我们将逐一进行详尽叙述。

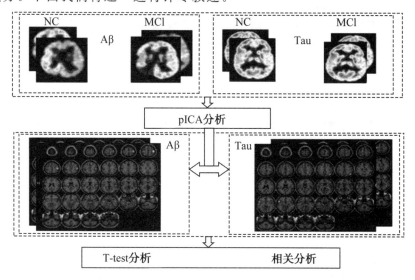

图 3-1　pICA 分析流程

3.2.1　被试来源

Tau-PET 和 Aβ-PET 图像从阿尔茨海默病神经影像学倡议（ADNI）数据库中下载，ADNI 数据库中有采集的 PET 数据的统一预处理说明。共有 140 名同时拥有 Tau-PET 和 Aβ-PET 图像的被试（65 名 MCI 患者和 75 名正常人）被纳入 pICA 分析。

人口统计学分析包含各被试者的微型精神状态检查（Minimum Mental State Examination，MMSE）评分、临床痴呆评分（CDR），以及 CSF-Aβ 值和 CSF Tau 值等信息。

3.2.2　数据采集与预处理

在 ADNI 数据库中，所有 PET 数据都是受试者在静止状态下，用西门子（Siemens）公司的 PET 扫描仪采集的。对于 AV-1451 PET，静脉注射约 10 mCi 的 $[^{18}F]$-AV-1451，在摄取 75 min 之后，参与者在西门子 mCT 上使用连续列表模式进行 30 min 的数据采集成像；对于 AV-45 PET，静脉注射约 10 mCi 的 $[^{18}F]$-AV-45，在摄取 50 min 之后，参与者在西门子 mCT 上使用连续列表模式进行 20 min 的数据采集成像，并随后重新分成 5 min 的帧。

对下载的 PET 图像进行合并、平均、归一化（标准化图像和体素大小），并对其进行平滑处理，以产生统一的分辨率（最大的一半为 8 mm 全宽）。我们用大脑空间模板（MNI）对所有图像进行空间标准化，随后利用 Matlab 2014a 在 CentOS 6 上使用 SPM 12 对相同的图像进行缩放和平均。空间归一化包括一个参数仿射变换，然后利用 SPM 12 进行非线性迭代空间变换。

3.2.3　研究方法

pICA 的相关内容已经在前文中有所介绍，这里不再赘述。利用多模成像数据,pICA 能够识别出每种蛋白成像方式下独立脑功能子网络的组成分布。利用 AIC 信息准则(Akaike Information Criterion)规定每种模态的独立成分数量。为了平衡独立成分模型的拟合精度和复杂度,我们选择了 AIC 值最小的独立成分数量集。

AIC 信息准则是衡量模型拟合好坏的重要指标,该准则由日本科学家赤池弘次提出,它基于熵的概念对模型的复杂度和数据拟合优良性进行评估。

AIC 的数学表达式为:

$$AIC = e^{\frac{2k}{T}} \frac{\sum_{t=1}^{T} e_t^2}{T} \tag{3-1}$$

式中,$e^{(\frac{2k}{T})}$ 为惩罚项。

AIC 指标是常用的利用趋势估计预测模型的指标之一,其他三种主要指标为均方误差(Mean Squared Error,MSE)、S^2 和施瓦兹信息准则(Schwarz Information Criterion,SIC)。S^2 和 SIC 的惩罚因子(Penalty Factor)依次为$(T/T-K)$及 $T^{(k/T)}$。

在样本量较小的情况下,学者们认为 AIC 的计算公式应该有小的调整,由 AIC 变为 AICc,公式为:

$$AICc = AIC + \frac{2k(k+1)}{n-k-1} \tag{3-2}$$

为了防止出现过拟合现象,又定义如下公式:

$$QAIC = 2k - \frac{1}{c}2\ln L \tag{3-3}$$

$$QAICc = QAIC + \frac{2k(k+1)}{n-k-1} \tag{3-4}$$

式中,c 为方差膨胀因素。

经过 AIC 分析后,我们确定 8 个成分参数最优并输入工具箱中进行分析。在每种蛋白模态中,每种独立成分对所有受试者方差的贡献都由在 pICA 分析中的加载参数 $|z|$ 分数表示。为了使所有成分可视化更直

观,我们将$|z|$值设置为$|z|>2.5$。

本书的研究采用 pICA 找出了 MCI 患者组和 NC 对照组的各 8 个 Tau 蛋白分布独立成分,两组间的成分一一配对。进而将 MCI 患者组与 NC 对照组的 Tau 蛋白成分配对进行双样本 T-test,得出每对配对成分的 p 值;对结果进行 FDR 矫正,找出 MCI 患者组与 NC 对照组两组之间 Tau 蛋白空间分布差异最显著($p<0.05$)的成分区域,进行后续分析讨论。同时,对 Aβ-PET 作同样的计算。

此外,我们还两两计算了所有 Tau-PET 和 Aβ-PET 间在 MCI 患者组和 NC 对照组中差异分布成分的皮尔逊相关系数,并评估了年龄、性别和所有统计值的变化,用皮尔逊相关系数测定 Aβ 蛋白和 Tau 蛋白积累之间的显著差异成分的相关性后,得出进一步分析的结论。

3.2.4　统计分析

我们使用双样本 T-test,以确定年龄、性别、MMSE、CSF-Tau 和 CSF-Aβ在两组之间的任何显著差异;进行曼-惠特尼(Mann-Whitney)U 检验测试,以确定 CDR 分数的任何显著差异;利用卡方检验检测 $ApoE$ 4 基因携带者与非携带者在性别或患者之间是否存在显著差异。

3.3　实验结果

3.3.1　人口统计特征

表 3-1 列出了所有 140 名被试者的特征数据。MCI 患者组与 NC 对照组在性别、年龄、$ApoE$ 4 等方面无显著性差异。根据 CDR 和 MMSE 结果估计,MCI 患者组的认知能力明显低于 NC 对照组。

表 3-1　所有 140 名被试者的特征数据

项目	MCI	NC	p 值
人数(共 140)	65	75	—
年龄	73.27±5.75	76.27±6.22	0.3721[b]
性别(男∶女)	30∶35	36∶38	0.4237[a]
$ApoE\ 4$(携带者∶非携带者)	32∶33	33∶42	0.348[b]
MMSE	25.7±2.3	27.9±1.7	<0.001[a]
CDR	0.5	—	<0.001[c]
CSF-Tau	251.3±104.9	254.6±128.2	0.89[a]
CSF-Aβ	1036±358	875±321	0.30[a]

注:a、b、c 的 p 值由双样本 T-test、卡方检验、曼-惠特尼 U 检验得到。

3.3.2　脑蛋白功能子网络在 MCI 患者中的显著改变

　　MCI 患者组与 NC 对照组间的 Tau 蛋白和 Aβ 蛋白分布显著差异成分如表 3-2、表 3-3、图 3-2 和图 3-3 所示。我们记录了每个区域的最大 $|z|$ 分数和 p 值,发现 Tau-PET 中 MCI 患者组和 NC 对照组有显著差异的子网络集中在视觉网络(包括右梭状回、左舌回、左颞中回、右枕下回)、认知控制网络[包括右额下回(眼睑部分)、右中央后回、右额中回、右海马旁回]和默认模式网络(包括左杏仁核、右前扣带回和旁扣带回)。在 Aβ-PET 组检测到以下子网络存在显著差异:VN(包括右枕中回)、CCN[包括右额中回、右额下回(眶部)、右顶叶下回边缘和角上回、左中后回、右颞上回]和 DMN(包括左颞中回和右中央前回)。

表 3-2 Tau 蛋白差异成分分布脑区

脑区	$|z|$	功能子网络	p 值（成分）	X	Y	Z
Fusiform_R	3.523	visual		38	−11	−30
Lingual_L	3.176	visual	0.0362	−12	−93	−14
Frontal_Inf_Orb_R	3.298	cognitive		48	33	−11
Precentral_R	3.517	cognitive		58	12	43
Temporal_Mid_L	3.81	visual		−43	−57	−7
Occipital_Inf_R	3.047	visual	0.0210	33	−57	−9
Frontal_Mid_R	3.425	cognitive		30	40	28
ParaHippocampal_R	3.628	cognitive		24	−5	22
Amygdala_L	3.624	subcortical	0.0013	−23	−6	−21
Cingulum_Ant_R	4.117	DMN		−2	−18	22

注：Fusiform_R：右侧梭状回；Lingual_L：左侧舌回；Frontal_Inf_Orb_R：右侧额下回（眶部）；Parietal_Inf_R：右侧顶叶，上缘和角回；Occipital_Inf_R：右侧枕下叶；Temporal_Sup_R：右侧颞上回；Temporal_Mid_L：左侧颞中回；Postcentral_R：右侧中央后回；Precuneus_R：右侧中央前回；Frontal_Mid_R：右侧额中回；ParaHippocampal_R：右侧海马旁回；Amygdala_L：左侧杏仁核；Cingulum_Ant_R：右侧前扣带回。

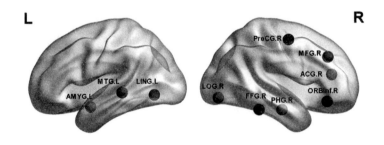

图 3-2 Tau 蛋白差异成分分布脑区

表 3-3   Aβ 蛋白差异成分分布脑区

脑区	$\lvert z \rvert$	功能子网络	p 值（成分）	X	Y	Z
Frontal_Mid_R	2.81	cognitive		24	35	33
Frontal_Inf_Orb_R	2.97	cognitive	0.0358	38	15	31
Parietal_Inf_R	3.027	cognitive		36	−41	42
Occipital_Mid_L	4.461	Visual		20	−86	19
Temporal_Sup_R	3.312	cognitive	0.0117	53	−38	19
Temporal_Mid_L	2.91	DMN		55	−20	−8
Postcentral_L	3.72	cognitive	0.0095	−27	−42	62
Precuneus_R	3.327	DMN		0	−53	25

注：Frontal_Mid_R：右侧额中回；Frontal_Inf_Orb_R：右侧额下回（眶部）；Parietal_Inf _R：右侧顶叶的上缘和角回；Occipital_Mid_R：右侧枕中叶；Temporal_Sup_R：右侧颞上回；Temporal_Mid_L：左侧颞中回；Postcentral_L：左侧中央后回；Precuneus_R：右侧中央前回。

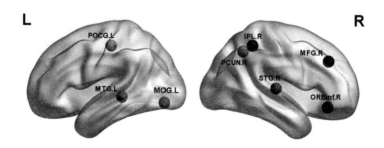

图 3-3   Aβ 蛋白差异成分分布脑区

3.3.3　脑蛋白功能子网络相关性分析

我们还探究了这两种蛋白间存在显著差异成分的相关性。在 Tau-PET 组和 Aβ-PET 组之间鉴定出了一对相关性最高的成分对($R =$ 0.5989），这些成分主要与默认模式网络(DMN)共定位。这些成分主要包括双侧中央前回、双侧角回、左前扣带回皮质、左额上回、左颞中回、左额中回、左额下回(见图 3-4)。

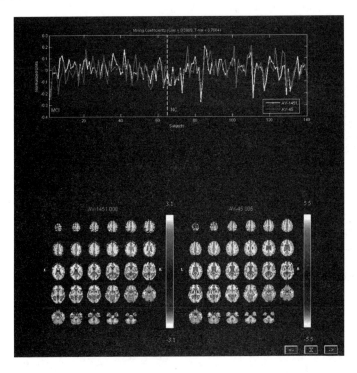

图 3-4　脑蛋白功能子网络相关性结果

3.4　结果讨论

对比结果显示,MCI 患者的 Aβ 蛋白和 Tau 蛋白的空间分布与正常人相比存在很大的差异,都同时集中在 DMN、VN、CCN 以及皮质下网络(SN)。这些网络是人脑内在连接网络(ICN)的一部分。不同人在静息和活动期间的 ICN 表现出一致的活动状态,这与特定的神经认知功能有关。DMN 被认为是大脑中支持内部心理和监测外部环境的关键。有证据表明,Aβ 蛋白的沉积最有可能发生在 DMN 中,同时也有研究发现 Tau 沉积主要位于高级认知网络 DMN 中。

前人发现,在 AD 和 MCI 患者中,DMN 的连接发生了改变。格雷修斯(Greicius)等人的研究表明,DMN 和情景记忆处理之间有着密切的联系。视觉功能是受精神疾病影响的一个主要复杂感觉功能。视觉网络(VN)的异常与视觉信息和视觉幻觉的异常处理有很强的关联。先前的研究表明,在 MCI 患者中,视觉功能受损造成的对物体、面部和颜色的错误识别很明显。本书的研究结果表明,MCI 患者的视觉网络异常是受 Tau 蛋白和 Aβ 蛋白影响的。

情绪调节与皮质区域以及 CCN 的活动增加有关,并且 CCN 在 MCI 患者中有明显的损伤,AD 和 MCI 患者的记忆能力下降可能是因为 CCN 控制的语言及记忆能力受损所致。此外,Aβ 蛋白的积累是 AD 发病的主要特征。

最近的研究发现,Aβ 蛋白积累区与 ICN(如 CCN)存在相当大的空间重叠,汉森(Hansson)等人的研究表明,AD 中 Tau 聚集物的区域沉积通常在 CCN 有大量聚集。杏仁核在情感学习和记忆中起着核心作用,是 SN 的主要结构。形态学分析表明,AD 和 MCI 患者的杏仁核内出现了大量萎缩。根据上述发现,我们可以初步推测 Tau 蛋白和 Aβ 蛋白对 MCI 患者的脑功能子网络有比较大的影响,脑功能子网络损伤可能是导致 MCI 患者精神功能障碍的直接原因。

经 MCI 人群对比 NC 对照组,我们通过研究还发现了 Tau 蛋白和 Aβ 蛋白沉淀的空间分布差异成分相关性。我们在 Tau-PET 差异成分和 Aβ-PET 差异成分中发现了一对显著相关的成分。Tau 蛋白在双侧楔前叶、右角回、左前扣带回皮质、左角回、左额叶上回和左颞中回的沉淀与 Aβ 蛋白在楔前叶、双侧角回、左额叶中回、颞中回和左额下回的沉淀密切相关。这些区域主要与 DMN 共定位。

有充分的证据表明,MCI 患者的大脑结构、功能和认知的改变与大脑功能子网络的改变有关。有人利用静息状态功能连接磁共振成像(RS-fMRI)检测了 MCI 患者脑功能子网络与正常人的差异,结果发现这些差异网络主要存在于 DMN 网络中。尽管 MCI 患者的脑功能子网络相对于正常人来说都有一定的改变,但通常 DMN 受到的影响最大。DMN 作为一种与社会行为、情绪控制和动机驱动相关的网络,发挥了许多潜在的作用,也与人格构成有很大关系。研究发现,在 MCI 中,DMN 相关的大脑区域受损会导致代谢减少和淀粉样蛋白异常。

在当前 AD 病理生理模型的背景下,我们的发现可能表明 Aβ 蛋白扩散与 Tau 蛋白相似,所以 Aβ 蛋白和 Tau 蛋白的空间分布可能是强相关的。一些研究指出,Aβ 蛋白聚集可能是由神经元活动的总流量驱动的,而 Tau 蛋白聚集可能是由跨神经元扩散驱动的,产生与特定功能网络一致的神经变性模式,并最终导致特定的临床表型,这也与我们的研究结果相吻合。

多变量技术应用于神经影像数据分析的前景是广阔的,并且联合分析可以发现更多单变量数据无法发现的内在联系。多变量分析方法主要针对脑区水平,对脑区进行协方差以及相关性分析。这些方法的优点是可以将不同模态的神经成像数据结合起来,全面表示疾病的病理生理特征。与单变量方法不同,多变量分析在揭示区域间脑协作机制研究方面具有明显优势。多变量分析的结果可以看作是神经网络的一个特征,是研究精神疾病引起的脑损伤的重要视角之一。为了保证统计结果更准确,我们在多元方法中加入了基于体素的多重比较校正,最终发现了 Tau 蛋白和 Aβ 蛋白之间的空间分布关系,并且这些发现都是具有病理学意义的。

3.5　本章小结

　　pICA 的方法为多变量技术应用于神经影像数据分析提供了可能,我们首次将与 MCI 相关的两种重要蛋白进行了联合分析,分别发现了每种蛋白的脑功能子网络在 MCI 和 NC 中分布的差异,同时也发现了这两种蛋白分别在不同人群中分布存在差异的成分中相关性最强的成分。结果显示,这些成分主要分布在 DMN 中,同时也分布在视觉网络和认知控制等网络中,这些网络的异常都与 MCI 的病理进程有很高的契合度,证明 Aβ 蛋白和 Tau 蛋白数据的联合分析是具有病理学价值的,也希望能为揭示 MCI 的病理学机制作出贡献。

第4章 基于 Tau 蛋白连接网络的 MCI 病理机制研究

4.1 引言

图论是一种用来构建带有节点和边信息网络的数学框架,近年来的脑连接网络就是借助图论的思想实现的,它是将大脑表示为复杂网络的重要工具,探究不同脑网络的拓扑模式是近年来的重要研究方向。

脑网络已被证明是小世界网络,脑网络的相邻节点联系紧密,相隔较远的节点有稀疏远程连通。法布里齐奥(V. Fabrizio)等人发现,MCI 可能影响特定脑网络中生理和结构突触的变化。此外,利用图论建立的脑连接网络也可用于疾病预测。最近的研究利用大脑连接网络为预测 ASD 和 AD 作出了巨大贡献。

近年来,将图论应用于 AD/MCI 的脑网络拓扑异常分析以及诊断已成为一种流行的方法。本书第 3 章的研究表明,Tau 蛋白和 Aβ 蛋白的空间分布具有相关性。前人发现,Aβ 蛋白连接网络对于疾病病理的分析及辅助诊断有很大贡献。然而,针对 MCI 患者的 Tau 蛋白连接网络的研究很有限,而且这些拓扑结构异常是否出现在脑 Tau 蛋白连接网络中仍不清晰。如果图论的方法能够在 Tau 蛋白连接网络中得以顺利运用并且发现差异,可能会为 AD 以及 MCI 的诊断带来新的方向,同时这也是我们开展此项研究的重要意义。

以往的研究大多集中在患者与正常人之间的病理研究上,对于基因等其他因素的研究比较少。所以在本章中,我们针对 Tau 蛋白连接网络与其他生理因素间的关系进行了重点研究,期望能为 MCI 病理学研究揭示新的方向。通过大量阅读相关资料,我们发现 *ApoE 4* 是影响 AD 以及 MCI 的重要致病基因,同时脑脊液的值也是反映疾病状况的重要指标,所以它们是否与 Tau 蛋白连接网络异常有关就成了本章的关键点。

先进的脑成像技术为评估大脑病理提供了宝贵工具。磁共振成像和扩散张量成像等技术的相关分析被用于对 MCI 和 AD 的早期诊断,已发现功能磁共振成像测量的功能连通性在 AD 患者中存在异常。近年来,^{18}F-AV-1451(以前称为 T807)被证明能够在体内检测 Tau 缠结病理学,有研究人员指出示踪剂 AV-1451-PET(Tau-PET)可有效测定 AD 和 MCI 中的 Tau 含量,随后对 Tau 蛋白图像的相关研究逐渐增多,但是使用 Tau 蛋白成像构建连接网络的研究还非常少。

基于上述分析,我们在本章使用图论的方法对脑 Tau 蛋白连接网络进行了构建及分析。已有研究表明,*ApoE 4* 基因与脑脊液的指标异常是导致 MCI 发生的重要因素,所以本章就研究这两个因素与 Tau 蛋白连接网络的关系,希望能为揭示 MCI 的病理学机制作出贡献。

4.2　研究方法

4.2.1　数据来源

所有 Tau-PET 图像、磁共振成像和 CSF 值均从 ADNI 数据库下载。ADNI 的主要目标是通过使用生物标志物来评估大脑在不同状态下的结构和功能,以此来跟踪 AD 的发病进展。

4.2.2　Tau-PET 图像预处理

Tau-PET 的采集过程及预处理在第 3 章中已经介绍过，在这里不再赘述。56 位参与中心登记的 ADNI 患者在禁食一夜后，于早上采集 CSF 样本，方法是用 20 号或 24 号针管进行腰椎穿刺。简而言之，CSF 被收集到每个地点提供的收集管中，随后转移到聚丙烯转移管中，在收集后 1 h 内被冷冻在干冰上，并被运送到美国宾夕法尼亚大学干冰医学中心的 ADNI 生物标记核心实验室过夜。在室温下解冻(1 h)并轻轻混合后，从这些样品中制备等分试样(0.5 mL)，将等分样品储存在条形码标记的聚丙烯小瓶中，温度为 80 ℃。通过使用带 Inno Genetics(Inno-Bia Alzbio3；Ghent，Belgium；仅供研究使用)的复合 Xmap Luminex 平台（Luminex Corp，Austin，TX)测量每个 CSF 基线等分样品中的 T-Tau 和 P-Tau 水平，基于免疫分析试剂盒的试剂为 Gents。

4.2.3　Tau 蛋白连接网络的构建

在图论中，网络由连接顶点序列的节点和边组成。在研究中，我们使用图论方法建立不同组别的 Tau 蛋白连接网络，采用标准化自动解剖标记(AAL)模板(共 90 个大脑区域，每个大脑半球 45 个)提取每组所有受试者的脑区蛋白沉淀均值。完成提取后，首先进行线性回归以消除性别、年龄等其他因素对每位 AAL 脑区患者测量值的影响；其次，生成一个大小为 90×90 的相关矩阵 $\boldsymbol{R}$，其中每个条目 R_{ij} 由区域 i 和 j 之间的皮尔逊相关系数计算得出；最后，得到对角线元素等于 1 的相关矩阵，每组的总相关数为 $90 \times (90-1)/2 = 4005$ 个。

在 Tau 蛋白连接网络中，节点和边分别对应 AAL 区域和 AAL 区域中每对脑区的无向连接。在相同的阈值下，各群组网络的拓扑结构会有很大差异。为了解决这个问题，我们使用稀疏性将网络的相关矩阵阈值化为二值化矩阵 $\boldsymbol{P}$，如果 R_{ij} 超过阈值，则条目 p_{ij} 等于 1，否则为 0。利用

具有 n 个节点和 k 个边的二元矩阵元 P_{ij}，简化了蛋白连接网络，降低了图论分析的计算规模。

稀疏度定义为现有边数 k 除以图中可能的最大边数，目前尚无单一的最优阈值选择方法。在本研究中，我们选择了一个稀疏度值，以确保所有区域都包含在网络中，同时尽量减少假阳性连接的数量，因此它可以用来统一每个组的 Tau 蛋白连接网络。

4.2.4　小世界性属性与网络特性分析

小世界性属性是复杂网络的一个特性，可作为大脑拓扑的一个衡量标准，它在各个方面都支持模块化和分布式动态处理。小世界属性的标准如下：

$$\gamma = C_p^{real} / C_p^{random} \gg 1$$
$$\lambda = L_p^{real} / L_p^{random} \approx 1 \qquad (4\text{-}1)$$
$$\delta = \gamma / \lambda > 1$$

式中，C_p^{random} 和 L_p^{random} 分别指相应随机网络的 C_p 和 L_p。在本研究中，随机网络被重复 300 次。

图论应用到脑连接网络中，有几个衡量脑网络的重要指标，分别是衡量每个脑区节点聚集程度的平均聚类系数（C_p）以及各脑区成对节点间的最短路径平均值（L_p，这是衡量信息在脑网络中传输效率的重要指标）。值得注意的是，由于断开节点的路径长度是无限的，因此我们在研究中以特征路径长度作为代替。

我们还将 Tau 蛋白连接网络的模块化度量作为衡量网络的另一个重要参数，Tau 蛋白模块化将大脑分为更小的"社区"，这说明模块内 Tau 蛋白的关联性更强。Tau 蛋白连接网络的模块化大小介于整个大脑和一个脑区域之间，模块与模块之间存在细微联系。利用贪心凝聚算法，脑连接工具包（Brain Connectivity Toolbox，BCT）可以准确地获得模块化数量（Q）。Q 是量化社区检测性能的基准，高 Q 值表示网络的强大划分。

4.2.5　节点中心性分析

节点中心性(BC)被定义为探测 Tau 蛋白连接网络中关键节点的特有属性。一个节点具有很高的中间值,可能连接网络的不同部分,BC 等于从所有顶点到通过该节点的所有其他顶点的最短路径数。Tau 蛋白连接网络中的中枢节点代表着 Tau 蛋白可能由此脑区向外有更广泛的扩散。所有中央节点也使用 BC 计算,即在固定稀疏度下计算每个节点的中介值,以确保每个组的脑网络完全连接。

4.2.6　网络弹性分析

网络弹性是衡量复杂网络的一个重要指标,当节点丢失时,可用于判断网络的稳定性和可塑性。在 Tau 蛋白连接网络和固定的稀疏度下,通过目标和随机模式删除节点后,计算网络全局效率来评估网络弹性。计算时,首先分别计算两组网络中每个节点的 BC 值,对于目标模式分析,按BC 值的递减顺序删除节点;对于随机模式分析,按随机顺序删除节点。我们计算了受损网络(也就是每拿掉一个节点)的全局效率,并与未变化网络的初始值进行了比较。同时,选择全局效率来衡量弹性。全局效率的计算公式为:

$$E_{glo} = \frac{1}{N(N-1)} \sum_{i \neq j \in p} \frac{1}{f_{ij}} \tag{4-2}$$

4.2.7　统计分析

采用非参数置换检验,我们研究了不同群组间 Tau 蛋白连接网络性能上的显著差异,如 C_p、L_p、Q 的模块化值和节点中心性。在不同固定稀疏的情况下,随机分为两个组,计算不同组的性质。在测试过程中,保持采样被试数量等于原始分组中的被试数量。我们计算了随机分组的差异,重复了 5000 次,最后对 5000 个记录的差异进行排序,以确定两组在真实的 Tau 蛋白连接网络中的差异。本研究取 95%(双尾)。

4.3　*ApoE 4* 基因及脑脊液异常诱发 Tau 蛋白连接网络变化模式研究

脑连接网络这一研究方法为研究 MCI 的病理机制开启了一扇新的大门。以往的研究表明,Tau 蛋白是一种潜在的致病蛋白,可能导致 MCI 和 AD 患者脑功能和结构异常。然而,目前针对 MCI 患者的 Tau 蛋白连接网络的研究是有限的。在本研究中,225 名 Tau-PET 图像的受试者根据是否携带载脂蛋白 E 4 基因(*ApoE 4*)或脑脊液中 Tau(CSF-Tau)值是否异常分为四组。ApoE 4 蛋白和 CSF-Tau 是可能与认知功能损害相关的两个重要致病因素,也是认知功能损伤的重要表现方面。

四组分别为:有 CSF-Tau 病理但无 *ApoE 4*(*ApoE 4*－T＋)的个体;有正常 CSF-Tau 的 *ApoE 4* 携带者(*ApoE 4*＋T－);有异常 CSF-Tau 的 *ApoE 4* 携带者(*ApoE 4*＋T＋);有正常 CSF-Tau 的 *ApoE 4* 非携带者(*ApoE 4*－T－,本研究认为这是正常对照组)。我们对这四组网络的拓扑结构进行了探讨,计算了多种网络属性,包括聚类系数、最短路径长度、模块性 Q 值、节点中心性和节点的度等。结果表明,与 *ApoE 4*－T－组相比,其他三组在聚类系数、最短路径长度、模块性 Q 值、节点中心性和节点的度等网络属性上均有不同程度的变化。同时对体素水平分析的结果进行统计,结果显示,与 *ApoE 4*－T－组相比,其他三组在某些脑区的 Tau 分布有显著增加,*ApoE 4*＋T＋组中 Tau 沉淀显著上升的脑区值与功能活动问卷(Functional Assessment Questionnaire,FAQ)的得分呈正相关。

我们的研究表明,*ApoE 4* 基因型和异常 CSF-Tau 的值作用可能导致 Tau 蛋白沉淀的异常,*ApoE 4* 与 Tau 沉淀异常的相关性大于异常 CSF-Tau,上述研究结果对揭示 MCI 患者认知功能障碍的病理生理学可能有特别的帮助。

4.3.1　研究背景

结构网络、功能网络以及代谢网络都为揭示 AD 和 MCI 的病理机制作出了贡献,但是都没有达到揭示病理机制的最终目的。越来越多的研究表明,蛋白是导致 MCI 的罪魁祸首。现在主流的认知是,Aβ 蛋白和 Tau 蛋白是影响疾病的重要因素。先前的研究发现,Tau 蛋白缠结是大脑中的一种高致病性蛋白,其会使 Tau 蛋白与 MCI 的进程更加紧密。目前,Tau 蛋白已经成为 MCI 诊断的判断依据以及治疗过程中有吸引力的靶点。

在 AD 病例中,已经发现了嗅球以及其他脑区中的 Tau 神经缠结积聚,同时脑脊液中的 Tau 和 ApoE 4 蛋白也都有促进 MCI 加速发展为 AD 的风险,它们是 AD/MCI 的有力预测因子。脑脊液中的 Tau 指标包括磷酸化 Tau(P-Tau)和总 Tau 蛋白含量(T-Tau),它们是 MCI 患者脑脊液中的两个重要生物学标志物。有研究人员指出,脑脊液 P-Tau 对 MCI 的影响不够明显,因此,我们只关注 CSF T-Tau 和 ApoE 4 对 Tau 蛋白连接网络的影响,并且认为 CSF T-Tau 异常,即 CSF-Tau 异常。携带 $ApoE\ 4$ 基因的人群中,代谢网络结构显示出与正常人不同的模式,所以 $ApoE\ 4$ 基因可能是与 MCI 密切联系的因素,并且 $ApoE\ 4$ 基因与 AD 本身就有较强的生理病理相关性。根据以前的研究可知,CSF-Tau 是检测 AD 的重要生物标志物:当脑脊液 T-Tau 阳性定义为高于临界值(320 ng/L)时,大约90%的人被发现患有 AD。尽管 Tau 沉积、ApoE 4 蛋白和 CSF T-Tau 都是重要的疾病相关因素,但对这三个因素的联合研究却是不多的。

在研究中,我们假设受 ApoE 4 蛋白和异常 CSF-Tau 影响的 Tau 蛋白连接网络具有异常的拓扑性质。通过建立上述四个群组的 Tau 蛋白连接网络,我们试图研究拓扑模式的变化。此外,我们还试图确定 ApoE 4 蛋白和异常 CSF-Tau 是否会影响 MCI 患者的 Tau 蛋白在整个大脑中的分布。最后,我们探究了 Tau 蛋白不同分布值与 FAQ 得分之间的皮尔逊相关性。

4.3.2　数据和方法

225 名受试者包括 MCI 患者和正常对照者(MCI∶NC＝109∶116)。根据 CSF-Tau 的值和是否携带 *ApoE* 4 分为四组:第一组为 *ApoE 4* 非携带者和正常 CSF-Tau(*ApoE 4*－T－),MCI∶NC＝54∶49;第二组为 *ApoE 4* 携带者和异常 CSF-Tau(*ApoE 4*＋T＋),MCI∶NC＝16∶18;第三组为 *ApoE 4* 携带者和正常 CSF-Tau(*ApoE 4*＋T－),MCI∶NC＝18∶26;第四组为 *ApoE 4* 非携带者和异常 CSF-Tau(*ApoE 4*－T＋),MCI∶NC＝21∶23。

在 ADNI 数据库中,MCI 患者通过自主/亲属谈话或临床医生报告主观记忆问题,但其他认知领域未出现明显问题。他们的日常生活活动基本上得以保留,且无 AD 迹象。

常见问题评分是一个有界结果,0 表示"无损伤",30 表示"严重损伤"。心理状态检查(Modified Mini-Mental State Examination,MMSE)评分能对受试者的心理状态作出评估。当 MMSE 评分低于 27 分时,预示可能有发生 MCI 的倾向,并且同时由 Aβ 蛋白和 Tau 蛋白的阳性和阴性状态定义。由于研究组别较多,我们针对不同组别进行了人群分组年龄匹配,以保证结果的鲁棒性。总人口年龄分布如表 4-1 和图 4-1 所示。

表 4-1　所有分组人口的年龄分布表

年龄/岁	全部	*ApoE* 4＋T＋	*ApoE* 4＋T－	*ApoE* 4－T＋	*ApoE* 4－T－
＜60	3	0	2	0	1
61～70	43	8	9	7	19
71～80	112	16	21	18	57
81～90	65	9	12	19	25
＞90	2	1	0	0	1

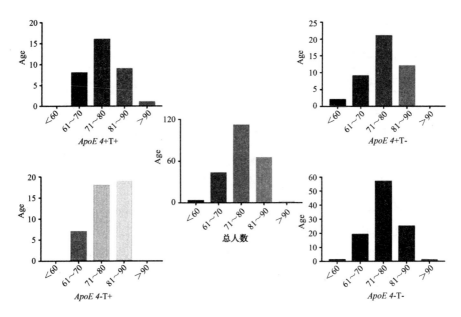

图 4-1　所有分组人口年龄分布图

表 4-2 中的年龄和 FAQ 值为每组的平均值（标准差）。对相关数据采用卡方或双样本 T-test（p 值）进行组间比较。

表 4-2　所有参与者的基本情况统计

项目	$ApoE$ $4-T-$ $N=103$	$ApoE$ $4+T+$ $N=34$	$ApoE$ $4+T-$ $N=44$	$ApoE$ $4-T+$ $N=44$	$ApoE$ $4-T-VS$ $ApoE$ $4+T+$	$ApoE$ $4-T-VS$ $ApoE$ $4+T-$	$ApoE$ $4-T-VS$ $ApoE$ $4-T+$
性别（男：女）	61：42	16：18	20：24	19：25	0.21[b]	0.12[b]	0.07[b]
年龄	77.8 (6.5)	76.7 (7.1)	75.7 (7.1)	79.1 (7.0)	0.38[a]	0.09[a]	0.28[a]
FAQ	1.68 (4.24)	4.352 (6.75)	1.85 (5.01)	1.98 (5.55)	0.007[a]	0.85[a]	0.73[a]

续表

项目	$ApoE$ $4-T-$ $N=103$	$ApoE$ $4+T+$ $N=34$	$ApoE$ $4+T-$ $N=44$	$ApoE$ $4-T+$ $N=44$	$ApoE$ $4-T-$ VS $ApoE\ 4+T+$	$ApoE$ $4-T-$ VS $ApoE\ 4+T-$	$ApoE$ $4-T-$ VS $ApoE\ 4-T+$
MMSE	27.76 (1.87)	28.33 (1.55)	28.42 (1.41)	28.70 (1.35)	0.41[a]	0.54[a]	0.34[a]
CSF-Aβ (阳性：阴性)	90：13	30：4	37：7	38：6	0.92[b]	0.51[b]	0.75[b]
CSF-Tau (阳性：阴性)	9：94	31：3	8：36	37：7	<0.001[b]	0.12[b]	<0.001[b]
MCI：NC	54：49	16：18	18：26	21：23	0.58	0.45	0.60

注：数据以均值（标准差）呈现。a 的 p 值由双样本 T-test 得到，b 的 p 值由卡方检验得到。

随后，我们使用二因素方差分析，对四组进行体素级别分析，同时将三组异常人群的网络属性（聚类系数、最短路径长度、节点中心性和模块化）与 $ApoE\ 4-T-$ 组两两进行非参数置换检验，寻找组间差异，稀疏度选取为 $8\%\sim30\%$。

4.3.3　实验结果

四组的人口统计学特征在年龄和性别上没有显著差异。然而，$ApoE\ 4+T+$ 组和 $ApoE\ 4-T-$ 组之间的 FAQ 差异显著（$p<0.05$），同时控制平衡的 Aβ 蛋白分别为阳性和阴性。由于受试者分组基于 CSF-Tau 的含量，因此 Tau 阳性和 Tau 阴性之间存在显著差异（见表 4-2）。我们根据所有受试者的年龄分布进行了统计。

4.3.3.1　基于体素的脑 Tau 蛋白测量分布差异分析

与 $ApoE\ 4-T-$ 组相比，$ApoE\ 4+T+$ 组在某些区域的 Tau 蛋白分

布显著增加,如表 4-3 所示($p<0.05$,FDR 校正)。

表 4-3 *ApoE 4* ＋T＋组中 Tau 蛋白分布差异脑区

脑区	边	MNI 坐标			F 值
		X	Y	Z	
ParaHippocampal	左	-25	-20	-10	7.84
ParaHippocampal	右	29	19	10	6.37
Amygdala	左	-23	-0.6	-17	8.89
Fusiform	左	-31	-40	-20	11.23
Fusiform	右	32	-39	-20	7.44
Temporal_Sup	右	58	-21	7	14.48
Temporal_Mid	左	-55	-33	-2	9.55
Temporal_Mid	右	57	-37	-1	6.74
Temporal_Inf	左	-50	-28	-23	7.29
Temporal_Inf	右	52	-31	-22	6.86

与 *ApoE 4* －T－组和 *ApoE 4* ＋T－组相比,增加的 Tau 蛋白沉淀区域如表 4-4 所示($p<0.05$,FDR 校正)。

表 4-4 *ApoE 4* ＋T－组中 Tau 蛋白分布差异脑区

脑区	边	MNI 坐标			F 值
		X	Y	Z	
Amygdala	左	-18	-4	-13	3.36
ParaHippocampal	右	26	20	13	3.39
Occipital_Inf	左	-30	-87	-7	3.43
Temporal_Sup	右	58	-17	6	3.29
Temporal_Mid	左	-52	-36	-3	3.32

最后,将 $ApoE\ 4-T+$ 组与 $ApoE\ 4-T-$ 组进行比较,发现左额中回是唯一沉淀增加的区域($p<0.05$,FDR 校正)。

4.3.3.2　体素差异区域量化与 FAQ 评分相关性分析

我们探究了这三组受试者常见问题评分(FAQ)与变异区域 Tau 分布值之间的皮尔逊相关性,结果表明,$ApoE\ 4+T+$ 组各有显著差异的区域的 Tau 蛋白值与 FAQ 评分均呈显著正相关,其余两组无显著相关性。具体相关结果如图 4-2 和表 4-5 所示。

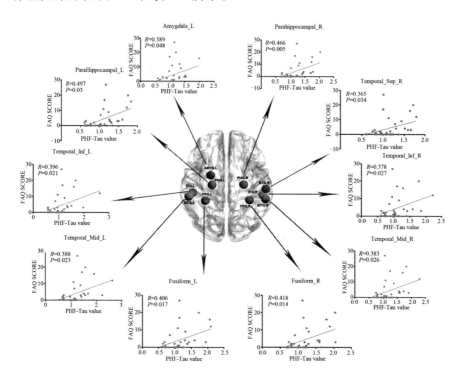

图 4-2　皮尔逊相关分析

表 4-5　皮尔逊相关分析(FDR, $p < 0.05$)

脑区	FAQ p 值	FAQ R 值
ParaHippocampal_L	0.003	0.497
ParaHippocampal_R	0.005	0.466
Amygdala_L	0.048	0.389
Fusiform_L	0.017	0.406
Fusiform_R	0.014	0.418
Temporal_Sup_R	0.034	0.365
Temporal_Mid_L	0.023	0.388
Temporal_Mid_R	0.026	0.383
Temporal_Inf_L	0.021	0.396
Temporal_Inf_R	0.027	0.378

我们还计算了各组中 CSF-Tau 和不同脑区 Tau 蛋白值之间的皮尔逊相关情况。结果表明,$ApoE$ 4+T+组左嗅球的 Tau 蛋白值与脑脊液T-Tau、右海马旁回的 Tau 蛋白值及脑脊液 T-Tau 显著相关(附表 3 中给出了详细的结果)。

4.3.3.3　网络属性及置换检验分析

与 $ApoE$ 4-T-组相比,其他三组在三个网络性质上有显著差异,分别是 C_p、L_p 和模块化 Q 值。在此,将有明显差异的稀疏度范围列出。在 $ApoE$ 4+T组中,C_p 的稀疏度范围为 8%～14%和 18%～23%[见图 4-3(a)],L_p 的稀疏度范围为 8%～19%[见图 4-3(b)],模块化 Q 值的稀疏度范围为 9%～22%[见图 4-3(c)]。在 $ApoE$ 4+T-组中,C_p 的稀疏度范围为 12%～14%和 18%～21%[见图 4-3(a)],L_p 的稀疏度范围为 10%～16%[见图 4-3(b)],模块化 Q 值的稀疏度范围为 11%～19%[见图 4-3(c)]。在 $ApoE$ 4-T+组中,C_p 的稀疏度范围为 15%～17%和

$29\%\sim30\%$［见图 4-3(a)］，L_p 的稀疏度范围为 $8\%\sim11\%$［见图 4-3(b)］，模块化 Q 值的稀疏度范围为 $13\%\sim15\%$ 和 $21\%\sim23\%$［见图 4-3(c)］。

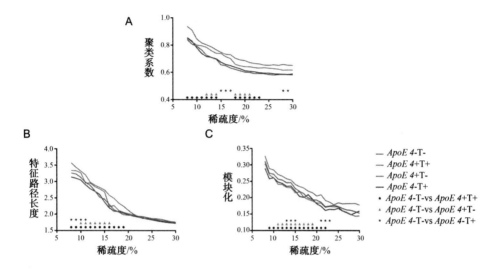

图 4-3　网络属性置换检验结果图

注:在给定稀疏度下,Tau 蛋白连接网络中 $ApoE$ $4-T-$ 携带者与 $ApoE$ $4+T+$ 组、$ApoE$ $4+T-$ 组以及 $ApoE$ $4-T+$ 组的网络属性值以及经过 5000 次非参数置换检验后存在差异的稀疏度(黑点代表 $ApoE$ $4-T-$ VS $ApoE$ $4+T+$,三角代表 $ApoE$ $4-T-$ VS $ApoE$ $4+T-$,五角星代表 $ApoE$ $4-T-$ VS $ApoE$ $4-T+$),置换检验的结果经过 FDR 校正,$p<0.05$。A 代表聚类系数,B 代表最短路径长度,C 代表模块化。

4.3.3.4　节点中心性改变分析

节点的中心性以及置换检验的结果显示,与 $ApoE$ $4-T-$ 组相比,$ApoE$ $4+T+$ 组的节点中心性在一些区域有显著差异(见图 4-4 和表 4-6),具体表现为右侧额叶中回、左侧舌回区增大,左侧颞叶中回、左侧杏仁核区域节点中心性减小。与 $ApoE$ $4-T-$ 组相比,$ApoE$ $4+T-$ 组表现为左下顶叶、右中央前回增加,左海马旁回节点中心性减少。结果还显示，$ApoE\ 4-T+$组与$ApoE\ 4-T-$组相比，有显著的节点中心性差异，增加的区域位于左侧梭形回和右侧舌回。

表 4-6　显著改变的中心节点（$p<0.05$，FDR 校正）

脑区	$ApoE\ 4-T-$	$ApoE\ 4+T+$	p 值
Frontal_Mid_R	0.1	3.77	$p<0.001$
Temporal_Mid_L	5.27	2.15	$p<0.001$
Amygdala_L	3.33	1.01	$p<0.001$
Lingual_L	0.21	4.38	$p=0.003$
脑区	$ApoE\ 4-T-$	$ApoE\ 4+T-$	p 值
Parahippocampal_L	5.39	1.24	$p<0.001$
Parietal_Inf_L	0.51	4.36	$p=0.01$
Precentral_R	0.48	2.84	$p<0.001$
脑区	$ApoE\ 4-T-$	$ApoE\ 4-T+$	p 值
Fusiform_L	0.03	3.55	$p<0.001$
Lingual_R	0.27	3.82	$p<0.001$

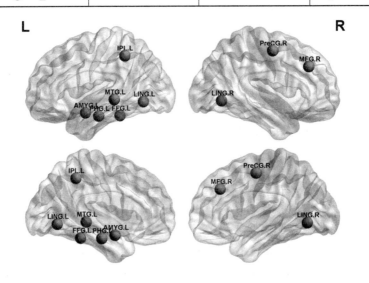

图 4-4　节点中心性的显著改变

相应的分析结果显示，$ApoE\ 4+T+$ 组与 $ApoE\ 4-T-$ 组在一些区域存在显著差异（见图 4-5 和表 4-7），右侧颞上回和左侧额叶下回（眶部）区度值变大，而左侧前扣带回和旁扣带回、右侧梭形回和左侧海马旁回区度值减少。与 $ApoE\ 4-T-$ 组相比，$ApoE\ 4+T-$ 组的右侧枕上回、左侧舌回区度值有所增加，而减少的区域则位于右侧中央后回。结果还表明，$ApoE\ 4-T+$ 组与 $ApoE\ 4-T-$ 组相比显著性差，下降的区域位于左角回、左顶叶上回和左颞上回。

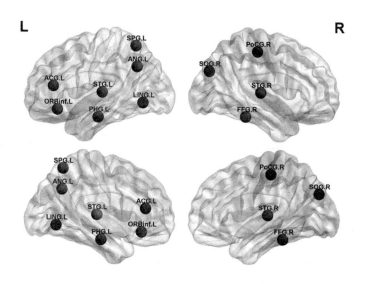

图 4-5　脑区度值显著改变的脑区域

表 4-7　显著改变的脑区的度（$p < 0.05$，FDR 校正）

脑区	$ApoE\ 4-T-$	$ApoE\ 4+T+$	p 值
Temporal_Sup_R	0.60	1.17	$p < 0.001$
Frontal_Inf_Orb_L	−0.20	1.28	$p = 0.004$
Cingulum_Ant_L	−0.61	−2.05	$p = 0.009$

续表

脑区	$ApoE\ 4-T-$	$ApoE\ 4+T+$	p 值
Fusiform_R	0.95	0.23	p＝0.005
Parahippocampal_L	1.73	0.25	$p<0.001$
脑区	$ApoE\ 4-T-$	$ApoE\ 4+T-$	p 值
Occipital_Sup_R	0.88	1.73	$p＝0.01$
Lingual_L	0.91	2.77	$p＝0.009$
Postcentral_R	3.55	0.48	$p<0.001$
脑区	$ApoE\ 4-T-$	$ApoE\ 4-T+$	p 值
Angular_L	1.02	0.36	$p<0.001$
Parietal_Sup_L	1.73	0.19	$p＝0.03$
Temporal_Sup_L	2.55	1.34	$p<0.001$

4.3.4 结果讨论

在研究中,我们使用 AV-1451-PET 数据研究了 Tau 蛋白连接网络的拓扑模式,这是第一个探索异常 CSF-Tau 和 $ApoE\ 4$ 如何影响 Tau 蛋白连接网络的研究,主要结果可以概括为:体素水平分析表明,与 $ApoE\ 4-$ T一组相比,其他三组($ApoE\ 4+T+$ 组、$ApoE\ 4+T-$ 组和 $ApoE\ 4-$ T+组)的 Tau 蛋白在多个区域的分布增加;$ApoE\ 4+T+$ 组的 Tau 蛋白在多个显著增加的沉淀区域的值与 FAQ 呈显著相关性,这说明二者共同存在时对 Tau 蛋白分布的影响可能会影响 MCI 疾病的进程,并且 $ApoE\ 4$ 和 CSF-Tau 异常对 Tau 蛋白连接网络的拓扑结构有影响,$ApoE\ 4$ 对 Tau 蛋白连接网络的影响更为明显;与 $ApoE\ 4-T-$ 组相比,$ApoE\ 4+T+$ 组对 PHF-Tau 蛋白连接网络的影响更为明显。

4.3.4.1　体素分析及相关性分析

ApoE 4－T－组和其他三组之间的 Tau 分布有显著差异。结果表明，*ApoE 4*＋T＋组在双侧颞叶、左杏仁核、双侧梭状回和双侧海马旁回的 Tau 蛋白分布明显增加；*ApoE 4*＋T－组在左侧杏仁核、右侧海马旁回、双侧颞叶和左枕叶的 Tau 蛋白分布增加；*ApoE 4*－T＋组仅在左额叶中回可见 Tau 蛋白分布显著增加。同时，CSF-Tau 与 Tau 蛋白的大脑区域相关性分析结果显示，*ApoE 4*＋T＋组的右海马旁回与左嗅球存在显著相关性。

先前的研究发现，梭状回皮质中神经原纤维缠结数量的增加受 *ApoE 4* 的影响，且异常的 CSF-Tau 可能与梭状回皮质厚度异常有关。梭状回皮质与脑的视觉功能有关，梭状回皮质异常的 MCI 患者已发现存在视觉识别缺陷。有学者曾经发现，与感觉功能密切相关的颞叶中 Tau 含量增加。

左侧颞叶皮质被认为是语义处理的中枢，*ApoE 4* 携带者与 AD 患者的神经影像表现出的异常一致，*ApoE 4* 携带者、MCI 患者和 AD 患者的颞叶内侧严重萎缩。此外，CSF-Tau 异常被证明与颞叶、后扣带回、上顶叶回和中央前回的葡萄糖代谢受损有关联。

鲁滨（M. Rubinov）等人观察到，MCI 患者的海马旁回灰质密度与 CSF-Tau 水平显著负相关，在 AD 患者中，发现 *ApoE 4* 携带者的海马旁回与默认模式网络（DMN）缺乏连通性，同时 *ApoE 4* 可能干扰记忆过程，因此携带 *ApoE 4* 基因的 AD 患者的海马和杏仁核结构会受到不同程度的损伤。*ApoE 4* 等位基因的存在可能影响 AD 患者脑内乙酰胆碱转移酶的活性，其中对海马、颞叶和枕叶皮质等区域影响尤为明显。

有学者发现，枕叶痴呆有其自身的神经心理表型，可能是 AD 的一种类型。先前的一项研究发现，额叶中回与执行能力相关，AD 患者及 MCI 患者白质体积减小和额叶信号异常可能导致大脑认知能力异常。

嗅球是管理人类嗅觉系统的一个重要大脑区域。研究表明,神经系统退行性变过程可能会导致嗅球损伤,在许多神经退行性疾病早期也会发生嗅觉功能障碍,特别是帕金森病、MCI 和 AD。我们可以推测,$ApoE\ 4$ 以及异常脑脊液的存在导致 Tau 沉淀异常,最终导致个体的执行控制能力下降。

我们在研究中评估了 $ApoE\ 4＋T＋$ 组改变区域 Tau 分布值与 FAQ 评分之间的皮尔逊相关性,结果表明在 $ApoE\ 4＋T＋$ 组中,所有 Tau 蛋白分布增加的区域均与 FAQ 评分呈正相关,这说明 FAQ 评分高的患者可能与其自身 Tau 蛋白的增加有相关性,并且会导致精神状态不佳和更严重的痴呆等临床症状。与之前的研究一致,我们的研究结果提供了额外的证据,证明个体中 Tau 蛋白的分布增加与严重的认知障碍有关。FAQ 评分与 $ApoE\ 4＋T＋$ 组的皮尔逊相关性分析结果表明,$ApoE\ 4$ 和 CSF-Tau 均为导致 AD 的可能因素。

4.3.4.2　Tau 蛋白连接网络特性分析

在全脑网络拓扑结构方面,我们发现 $ApoE\ 4＋T＋$ 组、$ApoE\ 4＋T－$ 组和 $ApoE\ 4－T＋$ 组的群组网络拓扑结构发生了广泛的变化,这些变化主要表现在聚类系数、平均最短路径长度和模块化 Q 值上。聚类系数衡量基于相邻脑区之间的相关性,反映了节点聚集程度,结果显示这三个异常组的 Tau 斑块传递能力比正常组的要强,Tau 斑块很容易扩散到远处的大脑区域,因此这种现象在网络层面上得到了反映。上述三组患者的聚集系数较低,局部特异性较弱,这表明 Tau 斑块很容易聚集并转移到不同的大脑区域。

路径长度测量的是跨大脑区域的信息传输能力,低路径长度表示两个节点之间的信息传输路径较短。在患者中,Tau 斑块可以扩散到其他遥远的大脑区域,因此尽管两个区域相距较远,但它们之间的相关性可能很强。在网络层面,强相关性意味着区域之间存在连接,因此可以从一个节点到另一个远程节点搭建较短的路径,最终导致异常受试者组中显示较短的路径长度。这表明,三个异常组的两个脑区之间可以观察到较短的 Tau 传播路径。将图论与弥散张量成像相结合的相关研究,以及结合结构磁共振成像和功能磁共振成像的研究,都在 AD 患者中发现了类似的变化。

另外,我们在研究中还发现了模块性 Q 值的显著变化。模块化的度量反映了网络处理区域或模块集群内信息的能力,模块化评估网络可以划分为更小的区域或模块社区,这些区域或模块社区可能共享特定功能。所以,我们的研究显示 $ApoE\ 4$ 和 CSF-Tau 异常会引起 Tau 沉淀分布的变化,从而影响模块化属性状态。我们在研究中发现的变化可能表明 Tau 蛋白的分布更广泛,网络的改变可能会很好地反映脑部病变。

4.3.4.3　节点中心性异常变化

图 4-4 和图 4-5 显示,显著的异常节点主要分布在额叶、枕叶(舌回)、左顶叶、右前扣带回、双侧梭状回、双侧颞叶、左杏仁核、左海马旁回、左前角回、右后中心扣带回和左角回。由于额叶被认为与大脑的记忆和语义处理功能密切相关,因此额叶中改变的节点特性可能导致记忆受损。费涅曼·诺斯汀(Fennema Notestine)等人提出,$ApoE\ 4$ 等位基因可能影响额叶皮质厚度,枕叶 Tau 蛋白水平的升高与 MCI 和 AD 有显著的病理相关性,并且与布雷克分期也有很强的相关性。

$ApoE\ 4$ 基因携带者的大脑区域功能连通性显著降低,学习和记忆功能损伤也与之有关,损伤区域包括额叶和基底节区。先前的一项研究报告表明,与 $ApoE\ 4$ 非携带者相比,$ApoE\ 4$ 携带者的顶叶区域有明显的异常体积变化,并且在中央前回区域间的活跃度降低。研究人员使用任务功能磁共振成像证明,MCI 患者的梭状回连接发生了广泛的改变。同时,对 FDG-PET 代谢网络的研究表明,携带 $ApoE\ 4$ 等位基因的人群顶叶区域的代谢有异常。顶叶是 AD 患者的敏感区域,AD 患者的颞叶和顶叶相关区域的代谢能力下降是比较常见的,而且内侧顶叶的代谢能力下降有助于区分 AD 和对照组。

相关研究报告表明,MCI 患者表现为偶发性记忆障碍,且随着病情的发展,会出现整体认知障碍。在神经影像中,疾病早期患者表现为内侧颞叶萎缩,晚期表现为广泛性颞叶及全脑萎缩。杏仁核与情绪、记忆、注意力、感知等有关,研究发现 MCI 和 AD 患者的杏仁核明显萎缩,*ApoE 4* 等位基因被认为会导致 MCI 患者的杏仁核结构异常。

以往的辅助诊断研究表明,在区分 MCI 患者组和对照组时,海马旁回体积作为生物标志物,比海马体体积具有更好的鉴别效果。*ApoE 4* 基因携带者在扣带回皮质中表现出增强的连接性和功能激活变化。在 MCI 患者中,前扣带回皮质的萎缩与语言情景记忆缺损的相关性最大。亦有研究发现,MCI 患者的角回体积存在比较大的异常。上述变化可能解释 ApoE 4 蛋白和 CSF-Tau 在更深层次上对 MCI 甚至 AD 的影响。通过以上分析我们发现,ApoE 4 蛋白和 CSF-Tau 指标异常不仅与 MCI 有关,而且可能是将 MCI 转化为 AD 的重要因素;同时,研究结果表明 ApoE 4 蛋白对 Tau 蛋白的影响大于异常 CSF-Tau。

4.4 *ApoE 4* 基因对 Tau 蛋白连接网络鲁棒性影响的研究

4.4.1 研究背景

前面的研究表明,相比异常脑脊液指标来说,*ApoE 4* 基因与 MCI 有更紧密的关系。在此我们将重点研究 *ApoE 4* 对 Tau 蛋白连接网络弹性的影响,将 243 例 Tau-PET 被试者分为两组(*ApoE 4* 携带者和非携带者),分别计算两组 Tau 蛋白连接网络的小世界属性、网络属性以及网络弹性。结果表明,*ApoE 4* 携带者组的小世界属性有所改变,并且在所有网络属性上均表现出显著差异。我们还发现,*ApoE 4* 携带者的某些大脑区域的中间中心性存在显著差异,此外,*ApoE 4* 携带者对目标或随机节点失效的恢复能力较差(鲁棒性差)。最终的研究结果表明,*ApoE 4* 的作用确实会导致 Tau 蛋白连接网络的异常，而且可能是影响 MCI 的重要因素。

4.4.2　数据和方法

所有 243 名受试者（包括 MCI 患者和正常人）分为两组：$ApoE$ 4 非携带者和 $ApoE$ 4 携带者。从 ADNI 数据库中获取 ApoE 信息。MCI 患者报告了主观记忆问题（无论是自主的还是通过量表或临床医生诊断的）。受试的 MCI 患者在其他认知领域未出现明显损伤，所以基本上可以说，他们的日常生活活动能力得以保留，且无 AD 迹象。表 4-8 列出了所有受试者的人口统计学分析数据。

表 4-8　所有受试者的人口统计学分析数据

项目	$ApoE$ 4 携带者	$ApoE$ 4 非携带者	p 值
总人数（243 人）	118	125	—
年龄	74.28 ± 6.43	76.57 ± 4.84	0.4427^a
性别（男∶女）	60∶58	63∶62	0.7645^b
MMSE	26.2 ± 2.8	27.1 ± 2.1	$<0.001^a$
CSF-Tau	243.3 ± 102.5	236.6 ± 129.4	0.79^a

注：数据以均值±标准差的形式呈现。a 的 p 值由双样本 T-test 得到，b 的 p 值由方差检验得到。

根据已有的知识，携带载脂蛋白 E 基因的人可分为杂合子（E2/E3、E3/E4、E2/E4）和纯合子（E2/E2、E3/E3、E4/E4）两种情况。在我们的研究中，载脂蛋白 4 的受试者包括 67 名 E3/E4 受试者和 51 名 E4/E4 受试者，而载脂蛋白 4 的未携带者包括 46 名 E2/E3 受试者和 79 名 E3/E3 受试者。两组在年龄和性别上均无显著差异，而 243 名 $ApoE$ 4 携带者与 $ApoE$ 4 非携带者的 MMSE 评分差异显著（$p<0.05$）。

我们对两组人构建了 Tau 蛋白连接网络，同时进行了小世界属性以及网络属性的差异化计算(聚类系数、最短路径长度、模块化 Q 值、节点中心性等),同时针对网络弹性(鲁棒性)进行了分析,具体分析过程可参见4.2 节的介绍。

4.4.3　实验结果

4.4.3.1　小世界属性及网络属性的改变

如图 4-6 所示,在 8%～25%(步长为 1%)的稀疏范围内,两组都表现出小世界属性($\gamma > 1, \lambda \approx 1$),但是 $ApoE\ 4$ 携带者的小世界属性有所变化。与 $ApoE\ 4$ 非携带者相比,$ApoE\ 4$ 携带者的 C_p 和 L_p 显著降低,稀疏度为 9%～17%[见图 4-7(a)和图 4-7(b)],Q 值的稀疏度为15%～16%[见图 4-7(c)]。

我们进行了 5000 次置换检验,发现 $ApoE\ 4$ 携带者和非携带者在这些性质上的统计有显著差异。所有上述性质在$ApoE\ 4$ 携带者和非携带者之间的低稀疏度有显著差异,这说明 $ApoE\ 4$ 基因对于 Tau 蛋白连接网络的影响是直接的,因为稀疏度下假阳性连接是少的。

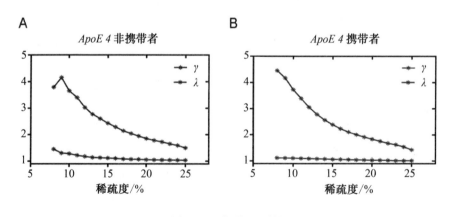

图 4-6　小世界属性

注:图 A 所示为 $ApoE\ 4$ 非携带者的小世界属性,图 B 所示为 $ApoE\ 4$ 携带者的小世界属性。

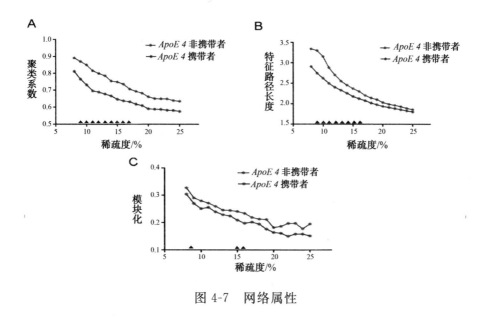

图 4-7　网络属性

注:在给定稀疏度下,Tau 蛋白连接网络中 $ApoE\ 4$ 携带者与非携带者的网络属性值,以及经过 5000 次非参数置换检验后存在差异稀疏度,置换检验的结果经过 FDR 校正,$p<0.05$。图 A 所示为聚类系数,图 B 所示为最短路径长度,图 C 所示为模块化。

4.4.3.2　节点中心性的改变

如表 4-9 和图 4-8 所示,两组的节点中心性在某些区域显示出显著差异。与 $ApoE\ 4$ 非携带者相比,$ApoE\ 4$ 携带者在右额下回(三角部分)、右额上回(背外侧)、右额中回、右枕下回和右海马旁回的表达增加,右颞下回、左颞中回、左顶叶上回的脑电活动均明显减少($p<0.05$,FDR校正)。

表 4-9　节点中心性改变

脑区	$ApoE\ 4$ 携带者	$ApoE\ 4$ 非携带者	p 值
携带者＞非携带者			
IFtriang.R	2.1	1.34	0.0028
SFGdor.R	0.77	0.25	0.0066
MFG.R	1.57	0.91	0.0085
IOG.R	1.02	0.11	0.0099
PHG.R	0.41	0.23	0.0132
携带者＜非携带者			
ITG.R	0.84	0.96	0.0169
MTG.L	1.11	2.37	0.0146
SPG.L	0.58	0.69	0.0247

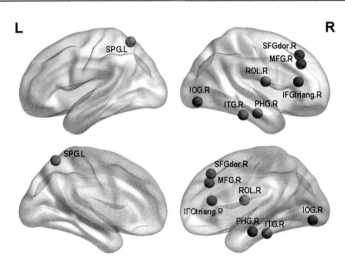

图 4-8　节点中心性改变

注：上述结果描述了 $ApoE\ 4$ 携带者与非携带者之间节点效率的改变。我们使用了 5000 次非参数置换检验。

4.4.3.3　网络鲁棒性分析

如图 4-9 所示,随着两组中脑区节点缺失率的增加,整体效率降低。在这两种网络中,与 $ApoE\ 4$ 非携带者相比,$ApoE\ 4$ 携带者在很大程度上具有更快的全局效率下降率。我们还观察到,两组的性能在两种节点的删除过程接近结束时交织在一起。我们的结果表明,$ApoE\ 4$ 非携带者组的 Tau 蛋白连接网络的稳定性比 $ApoE\ 4$ 携带者组更强。

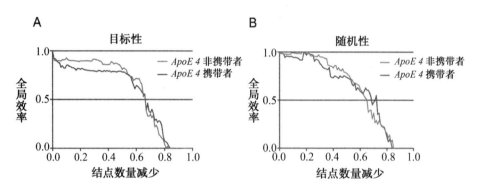

图 4-9　网络鲁棒性分析

注:图 A 是按照节点中心性从大到小删除节点后的全网效率,图 B 是随机删除节点的节点效率。

4.4.4　结果讨论

在研究中,我们探讨了 $ApoE\ 4$ 携带者和非携带者群组中 Tau 蛋白连接网络的不同拓扑结构,有三项发现:与 $ApoE\ 4$ 非携带者相比,$ApoE\ 4$ 携带者显示出小世界属性的损失,改变了全局拓扑结构,这些在网络属性的显著差异中得以体现;$ApoE\ 4$ 携带者的节点中心性显著改变,其区域主要分布在额叶区、顶叶区和颞叶区;$ApoE\ 4$ 非携带者组的 Tau 蛋白连接网络鲁棒性比 $ApoE\ 4$ 携带者组的更强。

4.4.4.1　Tau 蛋白连接网络属性

在全脑网络拓扑结构方面,我们发现 $ApoE\ 4$ 携带者发生了显著的变化。前人在 MCI 患者和 AD 患者的复杂大脑代谢网络和皮质网络中发现了小世界属性的损失,而小世界属性反映的是大脑网络中局部与全脑联系之间的最佳平衡状态,小世界属性的改变可能表明 $ApoE\ 4$ 携带者的 Tau 蛋白连接网络的组织平衡被破坏,Tau 蛋白连接网络正转向更随机化。同时,聚类系数(C_p)、最短路径长度(L_p)、节点中心性(HUB)以及模块化属性(Q)也都有显著差异。C_p 反映了基于相邻脑区相关性的节点聚集程度,$ApoE\ 4$ 携带者组的 C_p 降低,局部联系较弱,提示 Tau 斑块聚集并转移到了不同脑区。L_p 测量的是跨大脑区域的信息传输能力,路径长度的减小表明两节点之间的信息传输路径较短。同时,我们在研究中发现了模块化中 Q 值的变化。模块化属性反映了网络在区域或模块集群内处理信息的能力,模块化能够评估网络可以划分为更小的区域或模块社区的程度,而这些社区或模块内的节点可能共享特定功能。网络属性的改变与 MCI 中的认知控制有关,这可能是导致患者出现间歇性记忆缺陷的原因。

上述结果揭示了 $ApoE\ 4$ 基因可能参与破坏全脑 Tau 蛋白连接网络的组织,认知障碍水平较高的 $ApoE\ 4$ 携带者会表现出更大的变化。这些发现进一步说明,$ApoE\ 4$ 影响下的 Tau 蛋白连接网络的异常脑拓扑结构是导致 MCI 患者认知控制和情景记忆发生障碍的主要原因。

4.4.4.2　节点中心性异常变化

结果表明,相比于非携带者来说,$ApoE\ 4$ 携带者节点中心性明显增加的区域位于右额下回(三角部分)、右额上回(背外侧)、右额中回、右枕下回和右海马旁回。额叶被认为与大脑中的语义处理和记忆密切相关,额叶中改变的节点中心性表明,异常的 Tau 蛋白沉淀增多可能导致记忆损伤。芬内马(Fennema)等人提出,$ApoE\ 4$ 基因可能会影响额叶皮质的厚度,而额叶皮质是人脑衰老的关键区域,被认为对自然衰老过程会产生很大影响。埃斯佩塞(Espeseth)等人指出,额顶叶网络的主要功能是方向定位,它与颞叶、顶叶、额叶的相关连接会受到 $ApoE\ 4$ 等位基因的影响,这可能指出了 MCI 患者注意力重新定位不足的原因所在。已有的研究证明,携带 $ApoE\ 4$ 的 MCI 患者大脑区域额叶皮质在静息状态下代谢减少。

一些研究表明,额叶灰质的异常与 $ApoE\ 4$ 等位基因的影响相关。与非携带者相比,$ApoE\ 4$ 携带者的额叶和枕叶体积异常。同时,$ApoE\ 4$ 会影响枕叶皮质的正常代谢,正如 MCI 患者和 AD 患者所表现的那样,这些患者的枕叶皮质代谢变化情况更为严重,这可能是导致他们出现认知障碍的重要原因。同时,枕叶区域 Tau 蛋白水平的升高与 MCI 有显著的病理相关性,并且与 MCI 患者的临床指标有很强的相关性。海马旁回是区分 MCI 患者和正常对照者的关键区域,同时也是划分 Braak 阶段的重要病理区域;此外,海马旁回的体积作为生物标志物,比海马体体积具有更好的鉴别效果。

节点中心性明显下降的区域位于右颞下回、左颞中回、左顶叶上回。代谢功能异常常见于颞叶和顶叶相关区域,而内侧顶叶的代谢下降似乎能更准确地区分 MCI 患者和对照组受试者。相关研究表明,下顶叶皮质和内侧顶叶相关区域的代谢异常与 MCI 患者和对照组受试者的代谢异常有关。颞叶皮质的相关功能可能会受到 Tau 积累的影响。此外,颞中回与遗忘性记忆能力有关,同时颞中回的 Tau 蛋白沉淀也会影响颞中回的组织病理学等。神经影像学研究显示,广泛记忆功能下降的罪魁祸首是疾病早期内侧颞叶萎缩,而颞叶和全脑萎缩是 MCI 患者的特征。这些证据表明,MCI 患者临床症状的严重程度可能与 Tau 蛋白导致的脑损伤水平有关,结合本书的研究结果,我们认为在 $ApoE\ 4$ 基因的影响下,脑内 Tau 蛋白异常增加可能会加速 MCI 的发展。

4.4.4.3　网络弹性的差异

通过删除节点和计算 Tau 蛋白连接网络中的全局效率,我们定量评估了网络弹性(见图 4-9)。根据之前的研究,作为网络鲁棒性的衡量标准,全局效率比其他网络属性更可取。如图 4-9 所示,$ApoE\ 4$ 携带者的 Tau 蛋白连接网络更容易受到干扰或攻击。这一发现巩固了以下结论:$ApoE\ 4$ 携带者的网络鲁棒性比非携带者的差,也就是网络弹性小。根据幂律分布,当缺失率较低时,两组人群的大脑网络几乎是恒定的;当缺失率达到 50% 时,两组人群的大脑效率都表现为混乱,但是 $ApoE\ 4$ 携带者的脑网络表现为更容易受到攻击。这一结果表明,$ApoE\ 4$ 携带者的脑连接 Tau 蛋白连接网络的拓扑结构更容易受到严重破坏,无法支持原有的整体性。而我们对其他神经疾病(如抑郁症和颞叶癫痫)也进行了鲁棒性研究,发现了类似情形。$ApoE\ 4$ 携带者的 Tau 蛋白网络受攻击后存活率下降可能反映了蛋白连接网络的拓扑重组,也可能反映了病变机理。

4.5　本章小结

脑连接网络的分析方法已经成为脑医学图像分析中比较流行的方法。近年来,此类方法已不仅局限于对疾病本身的研究,更是将不同影响因素与疾病的影响关系纳入其中。本章重点分析了 $ApoE\ 4$ 基因以及异常的脑脊液指标对于 Tau 蛋白连接网络的影响,进一步揭示了 Tau 蛋白的异常与 MCI 以及 AD 的深层次关系,为以后的研究提供了帮助。

第5章　基于脑蛋白网络量化特征的辅助诊断研究

5.1　引言

　　人工智能的发展给人类生活带来了巨大改变,它让机器有了人类的工作能力甚至思维,极大地改变了我们对世界的认知。机器学习的方法已经应用到不同领域,在诊断脑部疾病方面也作出了卓越的贡献。本书第 3 章和第 4 章分别研究了脑功能子网络和脑连接网络特征在病理学方面的贡献,本章则重点研究这两种网络特征对辅助诊断的意义。

　　AD 作为一种复杂的神经性退行疾病,影响着全世界的老年人群。据统计,欧美地区就有约 1500 万人受 AD 的困扰,我国也有近千万老人受到 AD 的影响,并且一半以上 AD 患者的年龄在 85 岁以上。同时,作为 AD 的前驱——MCI 患者的数量也在逐渐增多。虽然 AD 是不可逆的过程,但令人欣慰的是,MCI 是可以逆转的,一部分 MCI 患者在治疗之后可以恢复到正常人的生活水平,所以,对于 MCI 患者的确诊就成了非常关键的环节。长期的研究表明,影响 AD 和 MCI 的重要因素是 Aβ 蛋白和 Tau 蛋白,因为在与疾病高度相关的脑区中发现了这两种蛋白。最近的研究已经将这两种蛋白的阴性/阳性作为是否患 AD 的诊断标准,使用何种方法能更好地利用脑蛋白对 MCI 进行诊断也在不断探索中。

脑网络的分析在脑部疾病的辅助诊断中起着很大的作用,利用脑功能子网络提取 ROI 区域对疾病病理学和分类进行的研究也越来越多,同时功能网络、结构网络、代谢网络等不同网络的出现也推动了脑科学的发展。然而,对于脑蛋白网络在 AD 和 MCI 辅助诊断上的研究还是比较少的,且已有的研究准确率比较低。在 AD 和 MCI 的发病中,Tau 蛋白和 Aβ 蛋白扮演着重要的角色,Aβ 蛋白的含量与记忆障碍呈现出相关性,并且 Aβ 蛋白会造成 MCI 和 AD 患者的认知下降风险更高。在发现 Aβ 蛋白沉淀的脑区中,同时也发现了 Tau 蛋白,Tau 蛋白的存在与人们的认知、记忆损伤息息相关。这些研究结果表明,Aβ 蛋白和 Tau 蛋白沉淀对人脑的影响都是不良的,并且二者之间存在相关关系,这不仅值得进行深入探讨,更有可能为区分患者和正常人提供强有力的支撑。所以,Aβ 蛋白和 Tau 蛋白成像研究的结合可能有助于阐明这两种病理学标志物之间的关系或相互作用。

PET 成像的快速发展,让对脑内 Tau 蛋白和 Aβ 蛋白的跟踪成为现实。现在对于这两种蛋白在大脑中的分布几乎可以做到精准定位,并且不受其他因素的干扰。在这项研究中,我们使用 PET 淀粉样蛋白成像剂 [^{18}F]AV-45 以及 Tau-PET 示踪剂 [^{18}F]AV-1451 来精确地量化这两种蛋白在大脑中的含量,以方便之后的计算分析。

本章的重点是通过脑网络的方法提取这两种蛋白在不同计算方法下的特征并进行分类。前人发现,脑功能子网络感兴趣区域(ROI)与 MCI 患者的量表评分相关,且其他研究证实 ICA 分析有助于区分不同疾病的患者与正常人。研究人员利用 K-折交叉验证方法对脑电图数据的小波系数进行了验证,指出 K-折交叉验证是一种严格的方法。同时,机器学习的方法可对多特征进行融合以构建脑网络,并发现不同特征之间的内在联系。所以,本章使用 MCI 和正常人的数据,研究脑网络方法对诊断 MCI

的辅助作用。

5.2　脑蛋白功能子网络特征在 MCI 中的辅助诊断研究

5.2.1　研究背景

Aβ 蛋白和 Tau 蛋白已被证明是与 MCI 高度相关的致病蛋白,并且有关尸检报告也显示这两种蛋白在脑中出现多数时候是同步的,这表示二者之间可能存在某种关系,对它们关系的探究也一直是研究热点。

正如前文中提到的,人脑可以分为不同的功能子网络,如默认模式网络、小脑网络、视觉网络等,这些功能子网络可能在大脑中涉及相距较远的不同脑区,但它们在完成同一任务的时候互相协同作用,为人体的正常生理机能护航。

在 MCI 的发展过程中,前人已经证明这些不同的功能子网络区域会出现病变,同时它们的结构 MRI、fMRI、FDG-PET 数据都表现出异常,并且大脑中含有高致病性的 Aβ 蛋白和 Tau 蛋白沉淀,所以我们推测这些大脑异常很可能是蛋白导致的,很多研究也证明 Aβ 蛋白和 Tau 蛋白分别会对脑功能子网络产生影响。

尽管对 Aβ 和 Tau 这两种蛋白质的研究已经很多,但很少有研究探讨它们的空间分布之间的关系,并且探究这些空间分布关系是否能为诊断疾病提供帮助。pICA 分析方法就是为了探究不同数据间的内部相关性而提出的。第 3 章中的分析研究表明,pICA 分析结果是有病理学意义的,所以我们利用 pICA 分析方法提取了有关 Tau 蛋白和 Aβ 蛋白在 MCI 患者和正常人中的脑功能子网络 ROI 区域,探讨了 MCI 患者和正常对照组(NC)中 Aβ 蛋白沉积和 Tau 蛋白沉积的空间分布规律,旨在最终为辅助诊断提供帮助。

5.2.2　研究方法

本实验使用 pICA 的方法对 Aβ 蛋白（AV-45）和 Tau 蛋白（AV-1451）数据的脑功能能子网络进行分析。关于 pICA 的方法以及这两种蛋白数据的来源和预处理过程等都在第 3 章进行了详细的描述，这里不再赘述。受试者统计表等信息如表 5-1 所示，具体分析过程如图 5-1 所示。

表 5-1　受试者统计表

项目	MCI	NC	p 值
总人数（140 人）	65	75	—
年龄	73.27±5.75	76.27±6.22	0.3721[a]
性别（男：女）	30：35	36：38	0.4237[b]
MMSE	25.7±2.3	27.9±1.7	<0.001[a]

注：数据＝平均值±标准差。a 的 p 值由双样本 T-test 得到，b 的 p 值由卡方检验得到。

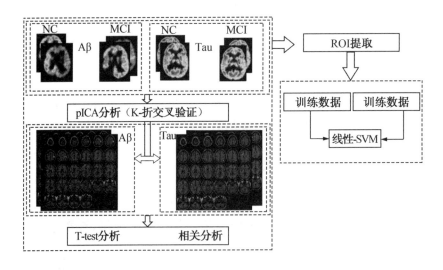

图 5-1　研究流程

在分析过程中,为了保证实验的严谨性,我们采用了 K-折交叉验证分析方法。其过程是,将数据划分为几个子集,然后选择一个子集进行分类计算,而其他剩余的子集用于提取 ROI 特征供计算机学习。K-折交叉验证是一种常见的数据分析方法,其优点是所有样本都用于训练和测试,并且每个子样本仅作为测试数据处理一次。

根据样本大小,我们将 k 值设置为 5,因此,所有数据随机分为五组。其中,四组被用在 pICA 中,最后一组是验证集,用来检测从 pICA 结果中提取的 ROI 特征的有效性。重复上述过程五次后取均值。在使用 pICA 分析方法过后,每种蛋白图像都得到了 8 个差异成分,我们选取每种蛋白中 p 值最小的成分区域以及 Aβ 蛋白和 Tau 蛋白差异区域相关性最高的成分区域作为 ROI 区域,将这些 ROI 区域作为模板,验证集中提取特征并进行分类分析。我们使用的分类方法为线性-SVM。

线性核是最简单的核函数,它是由内积 $\langle x,y \rangle$ 加上一个可选的常数 c 给出的。使用线性核的核算法通常等价于它们的非核算法,线性-SVM 的核函数为:

$$k(x,y)=x^{T}y+c \tag{5-1}$$

5.2.3　实验结果

对每次 pICA 分析的结果进行归纳总结,我们发现其结果呈现出与第 3 章结果强烈的一致性,如图 5-2 所示,而且 Tau 蛋白和 Aβ 蛋白差异分布相关性最强的区域仍然落在 DMN 网络当中。

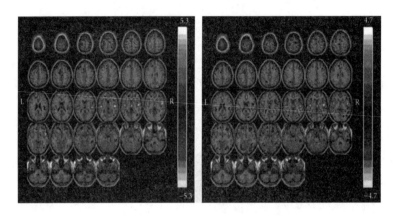

图 5-2　Aβ 蛋白和 Tau 蛋白的差异成分

注:左图是 Aβ 蛋白的差异成分,右图是 Tau 蛋白的差异成分。

采用五折交叉验证方法,检测 pICA 分析提取的 MCI 与 NC 组有显著差异的区域。表 5-2 和图 5-3 显示了这两种蛋白质中的差异成分对分类的贡献。Tau 蛋白特征下的 ACCs 和 AUCs 的最终改善率分别为 78.57% 和 80.75%,Aβ 蛋白为 75.00% 和 83.67%,融合后分别为 82.14% 和 84.38%。在原始数据中,准确率仅略高于 50%。精度提高了,曲线下面积(AUC)增加了,说明 pICA 分析得到的特征是有效的。ACC、AUC、灵敏度(SEN)和特异性(SPE)的平均值来自实验数据。

表 5-2　分类结果展示

项目	ACC	AUC	SEN	SPE
Non	55.14%	53.76%	51.48%	58.28%
Tau	78.57%	80.75%	81.82%	76.47%
Aβ	75.00%	83.67%	71.43%	78.57%
All	82.14%	84.38%	90.76%	77.13%

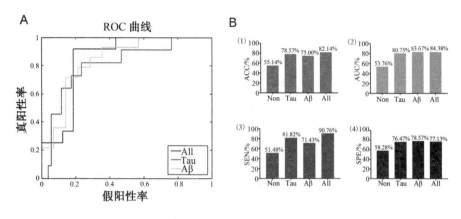

图 5-3　分类结果分析

注:图 A 中,不同类型特征在分类结果中的 ROC 曲线采用不同的线段来表示。图 B 中,(1)为分类准确率比较;(2)为曲线下面积比较;(3)为敏感性;(4)为特异性。

5.2.4　结果讨论

以上的结果表明,pICA 分析提取的 ROI 特征对于区分 MCI 和正常人是有一定贡献的。首先,我们发现的脑功能子网络的差异脑区与之前发现的结果都是相似的,这说明我们选择的 ROI 区域是与 MCI 病理进程息息相关的。我们把分类结果与未经过处理的原始数据分类结果进行了对比,相比于原始数据对疾病诊断的贡献,使用 ROI 区域对于区分 MCI 患者的准确率有一定提高。我们发现,Tau 蛋白对于分类准确率的提高作用是更大的,这与以前的研究是相符的。也就是说,在 MCI 患者中,Tau 蛋白对于 MCI 疾病的影响可能是更严重的。

多变量技术在神经影像学数据分析中有广泛的应用。多种模态数据的结合可以起到很好的互补作用,可以将单一模态无法完全表示的特征进行呈现,并且发现与疾病相关的更多特征。总之,使用多变量方法将有助于在诊断分类中获得更多的判别特征。在我们的研究中,Tau-PET 和

Aβ-PET 联合分析在鉴别 MCI 患者和 NC 组中的表现优于 Tau-PET 和 Aβ-PET 单独分析。

我们得出的研究结果虽然取得了一定的成效,但是在准确率方面仍然不是特别高。为了探究 Tau 蛋白和 Aβ 蛋白更深层次的联系,我们将研究脑连接网络对于分类的贡献,联合多特征的计算结果可能会对之后的研究有更大的帮助。

5.3　多蛋白特征融合脑连接网络在 MCI 辅助诊断中的研究

5.3.1　研究背景

协方差网络在脑部疾病中的应用已经非常广泛。多项研究证明,协方差网络可以很好地表达脑部生理病理机制,同时对疾病的诊断有很好的帮助作用。前人已经将协方差网络应用在 AD 的辅助诊断中,但是利用多特征对 MCI 进行辅助诊断的研究还较少。

协方差网络构建方法在分析大脑皮层的结构协同变化中已经得到了较为广泛的应用,并在脑皮层中发现了神经退行特征的异常存在。但是,该研究仅是在群组网络上展开的,要想通过协方差网络对疾病的辅助诊断作出贡献,就要在个体网络上进行讨论。所以,为了更好地表示脑皮质结构的协同变化,一些研究已经将皮层厚度的差别作为构建网络边的权重。但作为大脑本身来说,它是一个极为复杂的系统,一个脑区的改变可能不仅是结构的变化,功能、代谢以及蛋白的变化也是衡量这个脑区的标准,而前面所计算的脑区间的相关性可能并不能对这种"一对多"的关系进行良好表征。

前人的研究中已经有多个结构特征被用于对 AD 的诊断,但是对于蛋白特征的融合探究还是缺少的,针对 MCI 患者这一群体的研究更是凤毛麟角,本节就是利用 MCI 患者构建蛋白特征网络进行研究。

此外,之前的研究表明,脑连接网络内部可能存在更深层次的关系,如日常生活中的微信朋友圈一样。我们的微信朋友圈是我们个人和其他人所有联系的总和,但是否可以探究两个微信朋友圈之间的相关性呢?这一问题似乎为我们的研究打开了另一条思路。我们受深度神经网络的启发,继续研究构建网络的高阶网络并进行分析,探究多特征高阶网络的生理学意义以及为辅助诊断作出的贡献。

基于此,我们提出了一种基于多蛋白特征的脑连接高阶网络量化方法。我们使用线性回归模型来表示一个脑区对应多个脑区蛋白特征的交互模式,增加惩罚项来获得稀疏化后的连接矩阵,同时探索不同行之间的相关性关系,构建高阶网络,让构建成的矩阵更符合脑工作模式。

在本节中,我们在脑连接网络的基础上构建了基于多特征的高阶蛋白网络(Multi-feature Higher-order Protein Networks,MHPN),并运用到 MCI 患者的相关辅助诊断中,旨在提高脑蛋白影像的诊断能力,也希望对病理机制的研究作出贡献。

5.3.2　研究方法

5.3.2.1　多特征高阶蛋白连接网络构建

在之前的研究中,我们构建的皮尔逊相关网络只关心了两两脑区之间的关系,可能会忽略不同脑区之间的相互影响,所以本节使用稀疏回归模型 LASSO 对多个脑区间的相互关系进行评估。稀疏回归模型的主要目的是寻找其他所有自变量与因变量之间的关系,即寻找与目标脑区相似度最高的其他脑区。我们使用的取值范围为 $\lambda \in \{10^{-4}, a \times 10^{-3}, b \times 10^{-2}\}, a, b \in \{1, 2, \cdots, 9\}$,并在每个参数下构建高阶网络。

我们先来探究一个脑区与其他脑区的相互关系,使用稀疏回归模型找到与要探究的目标脑区相关的几个脑区,这是最有效地建立多特征关系网络的方法。多特征关系网络的构建方法如图 5-4 所示,实验中采用中国科学院 246 模板。

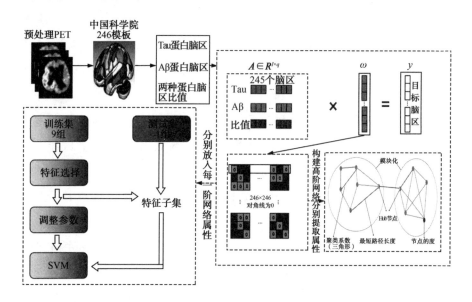

图 5-4　MHPN 构建及分析过程

将每位独立被试者标示为 $\boldsymbol{X}=[x_1,x_2,x_3,\cdots,x_q]^T\in R^{l\times q}$,其中 n 是脑区数,x_n 是由第 n 个脑区的 p 个蛋白特征组成的序列。使用每个蛋白特征的全脑均值和标准差对该特征的脑区均值进行标准化处理是计算之前的必备工作。网络的构建过程为:第 i 个脑区 x_i 依次作为因变量 (y),其他所有的 $n-1$ 个脑区作为自变量($\boldsymbol{A}=[x_1,x_2,\cdots,x_{i-1},0,x_{i+1},\cdots,x_q]$),那么这 $n-1$ 个脑区可以线性地表示出 y,即 $y=\boldsymbol{A}w$。L_1 是对自变量进行稀疏化的过程,其公式见式(2-8),具体的求解方法在 2.4.1 节中有具体介绍。

在回归系数矩阵中,将不为 0 的系数替换为 1,进而得到一个二值化的矩阵,0 和 1 分别是系数代表的脑区与目标脑区的相似性强弱。图 5-4 中给出了一个包含三个特征(脑区 Tau 蛋白含量、Aβ 蛋白含量以及脑区间 Tau 蛋白和 Aβ 蛋白含量比值)的多蛋白特征网络(Multi-feature Protein Network,MPN)。矩阵每一行的回归系数代表该行代表的脑区如何由其他脑区线性表示,1 为此脑区与目标脑区相似性高,0 为相似性低。因为 MPN 的求解过程中每一行是独立过程,所以最终得到的 MPN 是非对称网络。非对称网络可能仅仅表示脑区蛋白间的相似性,无法反映传递机制等其他信息。

受到前人相关研究的启迪,我们对 MPN 构建高阶网络,也就是前面提到的 MHPN,由此计算了每行的系数之间的关系,研究了稀疏回归模型中系数的皮尔逊相关关系,构建了三阶矩阵,并研究了每一阶矩阵的网络属性对分类的贡献。本研究使用十折交叉验证的方法。

构建高阶网络的流程如图 5-4 所示,公式为:

$$C_{ij}^2 = corr(c_i, c_j) \tag{5-2}$$

5.3.2.2　网络属性的提取

通过 Brain Connectivity Toolbox 实现对网络属性的提取。本研究提取了脑网络中常见的网络属性,包括最短路径、聚类系数、节点的度(Degree)、全局效率(Global Efficiency,Eglobal)。这些网络属性对脑网络的意义在前文中都已描述,在此不作赘述。

因为 MPN 为非对称网络,所以在计算最初的 MPN 网络属性时,节点的度被细分,分为出度和入度。入度为其他节点指向该节点的个数,出度为该节点流出到其他节点的个数。出度和入度的差值也作为我们提取的一个重要特征。而 MHPN 是对称网络,所以我们只计算了节点的度而没有细分。

得到特征后,我们使用 F-score 的方法对网络属性进行特征选择,并使用线性-SVM 方法进行分类分析。网络属性的提取、F-score 以及线性-SVM 方法均已在前文叙述过。

5.3.3 实验结果

5.3.3.1 人口统计学特征

人口统计学特征如表 5-3 所示。

表 5-3 人口统计学特征

项目	MCI	NC	p 值
总人数(209 人)	105	104	—
年龄	73.48±5.21	76.33±3.94	0.5302[a]
性别(男：女)	49：56	51：53	0.6257[b]
MMSE	24.7±1.31	28.73±1.22	<0.001[a]

注:数据=平均值±标准差。a 的 p 值由双样本 T-test 得到,b 的 p 值由卡方检验得到。

5.3.3.2 实验结果

最终的分类结果如图 5-5 和表 5-4 所示。在实验过程中,我们发现当 $\lambda = 2 \times 10^{-3}$ 时结果最好,并且 MHPN 网络对分类结果有明显的提升,三阶网络可以达到 95.24%。将我们的分类结果与他人的分类结果进行对比,发现在使用蛋白数据的分析中,我们的分类结果是比较好的(见图 5-6)。

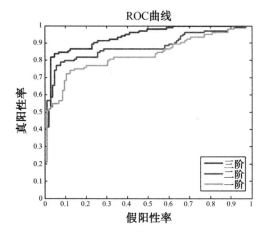

图 5-5　分类结果图

表 5-4　分类结果表格

MHPN	一阶	二阶	三阶
ACC	86.57%	91.39%	95.24%
AUC	84.33%	90.35%	93.87%
SEN	79.27%	91.38%	96.14%
SPE	88.14%	87.53%	94.92%

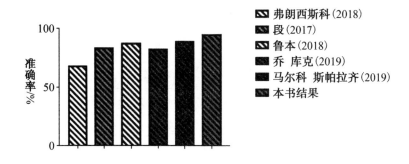

图 5-6　不同学者使用蛋白数据分类准确率

5.3.3.3 高阶网络差异连接分析

前面的结果显示,从三阶网络开始,MCI 和 NC 的区分度已经达到了 95％以上,这个分类结果是可喜的。不过,这个网络对疾病的区分度比较高是否具有现实意义呢? 为回答这个问题,我们针对三阶网络进行了网络差异连接分析,提取了所有个体网络的连接,将 MCI 组和 NC 组中的所有连接配对进行了双样本T-test,结果如图 5-7 及表 5-5 所示。

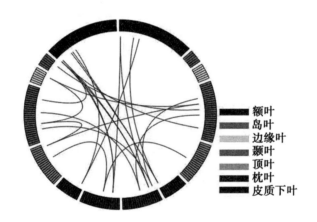

图 5-7　差异连接

表 5-5　差异连接分析结果

脑区 1	脑区 2	p 值	脑区 1	脑区 2	p 值
SFG_L_7_1	Hipp_L_2_2	0.00003	SFG_R_7_6	Hipp_L_2_2	0.0072
SFG_L_7_1	Hipp_R_2_2	0.00006	SFG_R_7_6	Hipp_R_2_2	0.0059
SFG_R_7_1	Hipp_L_2_2	0.0001	LOcC_R_2_2	MFG_L_7_1	0.0050
SFG_R_7_1	Hipp_R_2_2	0.00006	LOcC_R_2_2	MFG_R_7_1	0.0043
SFG_L_7_2	Hipp_L_2_2	0.0012	LOcC_R_2_2	MFG_L_7_2	0.0030
SFG_L_7_2	Hipp_R_2_2	0.0013	BG_R_6_5	ITG_L_7_6	0.0003

脑区 1	脑区 2	p 值	脑区 1	脑区 2	p 值
PoG_L_4_3	FuG_L_3_2	0.0030	BG_R_6_5	ITG_R_7_6	0.0109
PoG_L_4_3	FuG_R_3_2	0.0118	SFG_L_7_1	PhG_L_6_3	0.0042
INS_L_6_2	ITG_R_7_6	0.0107	SFG_L_7_1	PhG_R_6_3	0.0042
CG_R_7_2	FuG_L_3_2	0.0308	Tha_R_8_7	MTG_L_4_1	0.0055
CG_R_7_2	FuG_R_3_2	0.0130	Tha_R_8_7	MTG_R_4_1	0.0299
LOcC_L_4_3	MFG_R_7_1	0.0072	BG_R_6_6	IPL_L_6_6	0.0037
LOcC_L_4_3	MFG_L_7_2	0.0074	BG_R_6_6	IPL_R_6_6	0.0005

我们发现,所有的差异连接集中在颞叶、额叶、杏仁核及海马旁回的位置,而 MCI 患者的病变区也主要集中在这些区域,这说明我们的结果是有效的。

5.3.4　结果讨论

MHPN 结果比较好的原因有多个。由于 Aβ 蛋白和 Tau 蛋白能很好地反映病理学变化,同时前人的研究表明 Aβ 蛋白和 Tau 蛋白存在显著相关性,这种相关性的具体意义还在探究中,因此我们尝试将二者的脑区比值作为一个新的特征进行衡量。使用交叉验证之后,我们发现 MHPN 网络在诊断 MCI 患者中有稳健的发挥。我们认为,使用多特征进行融合是分类性能提升的一个重要原因,同时采用高阶网络对系数矩阵进行相关性再探索是分类性能提升的另一个重要原因。Tau 蛋白和 Aβ 蛋白在 MCI 的发展过程中起着重要的作用,脑皮层的萎缩、脑功能的损伤都与二者有密切联系,所以脑区间关系的相互影响是我们研究的重要方向。通过实验结果可以看出,MHPN 可以更全面地表征脑中蛋白的相互作用,所以 MHPN 对于蛋白的相互影响的表达是更为准确的,它不仅考虑了蛋白本身的影响,而且研究了蛋白的内部关系,更体现了各脑区间的相关性,这在之前的研究中是比较少见的。

稀疏多元回归模型能够更有效地表述脑网络连接的本质。与皮尔逊相关性相比,多变量回归模型考虑了大脑所有区域对单一脑区的影响。MCI 患者的蛋白分布是全脑性的,并不是某个或者某几个区域出现的特殊情况。线性回归模型对一个大脑脑区受到其他脑区共同影响的结果进行了很好的考虑,同时脑部的连接是具有稀疏性的,所以我们使用 L_1 正则化项将与目标区域相关性较低的脑区设置为 0,这就构成了稀疏化矩阵,让脑网络最终显得更加客观。

在低阶网络的时候,结果显示区分度并不是特别理想,这时利用高阶网络的思想可以探究脑区之间更紧密的联系,提取更优特征,使分类效率得以提高,最终得到较为客观的结果。为了探究 MHPN 的深层病理学意义,我们对三阶的脑网络进行脑连接差异分析,结果表明出现脑连接差异的区域是与 MCI 有密切关系的,这说明我们构建的 MHPN 是有效的,也是有研究前景和价值的。

前人构建的脑网络大多集中在对一个特征的研究上。我们在本研究中提出的 MHPN 网络的优势在于使用多蛋白特征,从不同的角度考虑了大脑某个区域与全脑其他脑区之间的共同关系。多变量的稀疏回顾模型切实反映了脑区之间的协同工作模式。一阶网络无法考虑脑区之间更深层次的相关关系,也无法更好地反映脑网络的连接关系,高阶网络则很好地解决了这一问题,让探讨脑区间的连接模式在多特征下重新有了可能。当然,基于多特征融合的脑网络构建仍存在一定的缺陷,如它的泛化能力仍然是值得商榷的,但我们的研究为解决这一问题指明了新的方向。

5.4　本章小结

本章我们探究了脑蛋白网络对于区分 MCI 和正常人的贡献。首先,我们探究了经过 pICA 分析后提取的 Tau 蛋白和 Aβ 蛋白特征对分类的贡献率,结果显示这两种蛋白特征相结合的分类准确率高于单一的某一种蛋白。其次,我们提出了一种融合多种蛋白特征来构建高阶网络的方法,通过寻找某一脑区与其他脑区的线性表示关系来构建脑连接网络,使新构建的网络更加贴近大脑真实的蛋白关系模式。在区分 MCI 患者和正常人的诊断中,达到了 95.24% 的准确率,超过了以往使用蛋白数据的分类结果,这也进一步说明了蛋白特征融合在脑疾病诊断中的作用。

第6章　总结与展望

6.1　总结

本书主要围绕对脑蛋白数据的分析展开研究,通过脑网络的方法来研究与 MCI 高度相关的 Tau 蛋白和 Aβ 蛋白,发掘脑蛋白数据与 MCI 疾病的发病机制关系,结合机器学习的方法,对 MCI 的辅助诊断进行了深入研究。我们的主要工作及结论包括以下几方面:

(1)使用平行独立成分分析(pICA)的方法,对正常人和 MCI 患者的 Tau 蛋白及 Aβ 蛋白数据进行联合分析,将正常人与 MCI 患者的 Tau 蛋白及 Aβ 蛋白存在差异的成分进行了呈现,并且寻找了这两种蛋白差异成分中相关性最高的成分。结果显示,这些成分都落在几乎相同的脑功能子网络中——默认模式网络(DMN)、认知控制网络(CCN)以及皮质下网络等。这些脑网络与人正常的认知功能有密切的联系,并且这些脑功能子网络的损伤很可能是导致 MCI 的重要因素。

(2)对影响 MCI 的重要因素与脑 Tau 蛋白连接网络的关系进行研究。先前的研究证明了 *ApoE* 4 基因与脑脊液指标的异常很可能与 MCI 高度关联,并且在 MCI 患者中,Tau 蛋白的出现是更有病理意义的,而 Aβ

蛋白更多的是贴合 AD 的病理意义。于是,我们将 MCI 患者和正常人按照是否同时或者单一受到 $ApoE\ 4$ 基因以及异常脑脊液指标的影响作为分组标准。二因素方差分析的结果表明,$ApoE\ 4$ 基因以及脑脊液的异常指标同时产生影响时,所有受影响的大脑部位与 FAQ 评分存在显著相关性。同时,我们还对脑网络属性进行了研究,包括聚类系数、最短路径长度、模块化以及节点中心性等指标,发现 $ApoE\ 4$ 基因对 Tau 蛋白连接网络的破坏性更大。

我们进一步研究了 $ApoE\ 4$ 基因对 Tau 蛋白连接网络的影响,对小世界属性、脑网络属性以及网络鲁棒性进行了研究,发现 $ApoE\ 4$ 携带者的脑 Tau 蛋白连接网络在网络各个属性上都与非携带者存在明显差异,并且 $ApoE\ 4$ 携带者的脑 Tau 蛋白连接网络受到攻击后的鲁棒性差,这为进一步研究 MCI 的生理变化机制提供了新的研究方向。

(3)使用人工智能的方法对 MCI 的辅助诊断进行了研究。首先,我们使用 pICA 提取的 ROI 特征进行了辅助诊断分析,结果发现准确率比正常情况下有明显提高(可以达到 82%),同时 Tau 蛋白比 Aβ 蛋白在诊断中的贡献可能更大。其次,我们提出了基于个人脑蛋白多种特征融合的网络构建方法,实现了对大脑蛋白系统化和综合性的表示,借助高阶网络使脑网络的特征更加突出,结果发现对 MCI 的诊断准确率达到了 95%以上,同时发现构建的多特征高阶脑蛋白网络存在的差异连接与之前的研究是有一致性的。

6.2　展望

本书的研究重点集中在脑蛋白网络上,但是在复杂的大脑中,脑蛋白仅仅是一种特定的特征因子。大脑中蕴含的信息还有很多,如脑结构、脑功能、脑代谢等方面,所以我们的研究还有很多需要完善的点,现概述如下。

首先,应该利用更多的脑部图像进行分析,使用更多模态的数据进行特征融合,分析脑网络,发现它们更深层次的联系。

其次,我们的研究只在 MCI 患者中得到了体现,但是困扰人类的大脑疾病还有很多,如孤独症、多动症、帕金森病等。如何将我们的辅助诊断方法泛化到更多的疾病上,也是我们未来的研究重点之一。

最后,在脑研究中,数据量的问题一直是存在的。虽然本书中研究的数据量已经超过了不少研究,但能否代表大样本下患者的病理特征是需要进一步研究的。未来的研究中,不断添加数据是进一步丰富研究成果的必要途径。

附　　录

附表1　AAL 缩写及中英文对照表

缩写	全称	中文名称
Precentral	Precental gyrus	中央前回
Frontal_Sup	Superior frontal gyrus, dorsolateral	背外侧额上回
Frontal_Sup_Orb	Superior frontal gyrus, orbital part	眶部额上回
Frontal_Mid	Middle frontal gyrus	额中回
Frontal_Mid_Orb	Middle frontal gyrus, orbital part	眶部额中回
Frontal_Inf_Oper	Inferior frontal gyrus, opercular part	岛盖部额下回
Frontal_Inf_Tri	Inferior frontal gyrus, triangular part	三角部额下回
Frontal_Inf_Orb	Inferior frontal gyrus, orbital part	眶部额下回
Rolandic_Oper	Rolandic operculum	中央沟盖
Supp_Motor_Area	Supplementary motor area	补充运动区
Olfactory	Olfactory cortex	嗅皮质

续表

缩写	全称	中文名称
Frontal_Sup_Medial	Superior frontal gyrus, medial	内侧额上回
Frontal_Mid_Orb	Superior frontal gyrus, medial orbital	眶内额上回
Rectus	Gyrus rectus	回直肌
Insula	Insula	脑岛
Cingulum_Ant	Anterior cingulate and paracingulate gyri	前扣带和旁扣带脑回
Cingulum_Mid	Median cingulate and paracingulate gyri	内侧和旁扣带脑回
Cingulum_Post	Posterior cingulate gyrus	后扣带回
Hippocampus	Hippocampus	海马
ParaHippocampal	Parahippocampal gyrus	海马旁回
Amygdala	Amygdala	杏仁核
Calcarine	Calcarine fissure and surrounding cortex	距状裂周围皮层
Cuneus	Cuneus	楔叶
Lingual	Lingual gyrus	舌回
Occipital_Sup	Superior occipital gyrus	枕上回
Occipital_Mid	Middle occipital gyrus	枕中回
Occipital_Inf	Inferior occipital gyrus	枕下回
Fusiform	Fusiform gyrus	梭状回
Postcentral	Postcentral gyrus	中央后回
Parietal_Sup	Superior parietal gyrus	顶上回
Parietal_Inf	Inferior parietal, but supramarginal and angular gyri	顶下缘角回

续表

缩写	全称	中文名称
SupraMarginal	Supramarginal gyrus	缘上回
Angular	Angular gyrus	角回
Precuneus	Precuneus	楔前叶
Paracentral_Lobule	Paracentral lobule	中央旁小叶
Caudate	Caudate nucleus	尾状核
Putamen	Lenticular nucleus，putamen	豆状壳核
Pallidum	Lenticular nucleus，pallidum	豆状苍白球
Thalamus	Thalamus	丘脑
Heschl	Heschl gyrus	颞横回
Temporal_Sup	Superior temporal gyrus	颞上回
Temporal_Pole_Sup	Temporal pole：superior temporal gyrus	颞极:颞上回
Temporal_Mid	Middle temporal gyrus	颞中回
Temporal_Pole_Mid	Temporal pole：middle temporal gyrus	颞极:颞中回
Temporal_Inf_L	Inferior temporal gyrus	颞下回

附表 2　中国科学院 246 脑区英文及缩写表

Lobe	Gyrus	Left and Right Hemisphere	Label ID.L	Label ID.R
Frontal Lobe	SFG，Superior Frontal Gyrus	SFG_L(R)_7_1	1	2
		SFG_L(R)_7_2	3	4
		SFG_L(R)_7_3	5	6
		SFG_L(R)_7_4	7	8
		SFG_L(R)_7_5	9	10
		SFG_L(R)_7_6	11	12
		SFG_L(R)_7_7	13	14
	MFG，Middle Frontal Gyrus	MFG_L(R)_7_1	15	16
		MFG_L(R)_7_2	17	18
		MFG_L(R)_7_3	19	20
		MFG_L(R)_7_4	21	22
		MFG_L(R)_7_5	23	24
		MFG_L(R)_7_6	25	26
		MFG_L(R)_7_7	27	28
	IFG，Inferior Frontal Gyrus	IFG_L(R)_6_1	29	30
		IFG_L(R)_6_2	31	32
		IFG_L(R)_6_3	33	34
		IFG_L(R)_6_4	35	36
		IFG_L(R)_6_5	37	38
		IFG_L(R)_6_6	39	40

Lobe	Gyrus	Left and Right Hemisphere	Label ID.L	Label ID.R
Frontal Lobe	OrG，Orbital Gyrus	OrG_L(R)_6_1	41	42
		OrG_L(R)_6_2	43	44
		OrG_L(R)_6_3	45	46
		OrG_L(R)_6_4	47	48
		OrG_L(R)_6_5	49	50
		OrG_L(R)_6_6	51	52
	PrG，Precentral Gyrus	PrG_L(R)_6_1	53	54
		PrG_L(R)_6_2	55	56
		PrG_L(R)_6_3	57	58
		PrG_L(R)_6_4	59	60
		PrG_L(R)_6_5	61	62
		PrG_L(R)_6_6	63	64
	PCL，Paracentral Lobule	PCL_L(R)_2_1	65	66
		PCL_L(R)_2_2	67	68

Lobe	Gyrus	Left and Right Hemisphere	Label ID.L	Label ID.R
Temporal Lobe	STG，Superior Temporal Gyrus	STG_L(R)_6_1	69	70
		STG_L(R)_6_2	71	72
		STG_L(R)_6_3	73	74
		STG_L(R)_6_4	75	76
		STG_L(R)_6_5	77	78
		STG_L(R)_6_6	79	80
	MTG，Middle Temporal Gyrus	MTG_L(R)_4_1	81	82
		MTG_L(R)_4_2	83	84
		MTG_L(R)_4_3	85	86
		MTG_L(R)_4_4	87	88
	ITG，Inferior Temporal Gyrus	ITG_L(R)_7_1	89	90
		ITG_L(R)_7_2	91	92
		ITG_L(R)_7_3	93	94
		ITG_L(R)_7_4	95	96
		ITG_L(R)_7_5	97	98
		ITG_L(R)_7_6	99	100
		ITG_L(R)_7_7	101	102
	FuG，Fusiform Gyrus	FuG_L(R)_3_1	103	104
		FuG_L(R)_3_2	105	106
		FuG_L(R)_3_3	107	108

Lobe	Gyrus	Left and Right Hemisphere	Label ID.L	Label ID.R
Temporal Lobe	PhG, Parahippocampal Gyrus	PhG_L(R)_6_1	109	110
		PhG_L(R)_6_2	111	112
		PhG_L(R)_6_3	113	114
		PhG_L(R)_6_4	115	116
		PhG_L(R)_6_5	117	118
		PhG_L(R)_6_6	119	120
	pSTS, posterior Superior Temporal Sulcus	pSTS_L(R)_2_1	121	122
		pSTS_L(R)_2_2	123	124

续表

Lobe	Gyrus	Left and Right Hemisphere	Label ID.L	Label ID.R
Parietal Lobe	SPL，Superior Parietal Lobule	SPL_L(R)_5_1	125	126
		SPL_L(R)_5_2	127	128
		SPL_L(R)_5_3	129	130
		SPL_L(R)_5_4	131	132
		SPL_L(R)_5_5	133	134
	IPL，Inferior Parietal Lobule	IPL_L(R)_6_1	135	136
		IPL_L(R)_6_2	137	138
		IPL_L(R)_6_3	139	140
		IPL_L(R)_6_4	141	142
		IPL_L(R)_6_5	143	144
		IPL_L(R)_6_6	145	146
	Pcun，Precuneus	PCun_L(R)_4_1	147	148
		PCun_L(R)_4_2	149	150
		PCun_L(R)_4_3	151	152
		PCun_L(R)_4_4	153	154
	PoG，Postcentral Gyrus	PoG_L(R)_4_1	155	156
		PoG_L(R)_4_2	157	158
		PoG_L(R)_4_3	159	160
		PoG_L(R)_4_4	161	162

Lobe	Gyrus	Left and Right Hemisphere	Label ID.L	Label ID.R
Insular Lobe	INS, Insular Gyrus	INS_L(R)_6_1	163	164
		INS_L(R)_6_2	165	166
		INS_L(R)_6_3	167	168
		INS_L(R)_6_4	169	170
		INS_L(R)_6_5	171	172
		INS_L(R)_6_6	173	174
Limbic Lobe	CG, Cingulate Gyrus	CG_L(R)_7_1	175	176
		CG_L(R)_7_2	177	178
		CG_L(R)_7_3	179	180
		CG_L(R)_7_4	181	182
		CG_L(R)_7_5	183	184
		CG_L(R)_7_6	185	186
		CG_L(R)_7_7	187	188
Occipital Lobe	MVOcC, MedioVentral Occipital Cortex	MVOcC_L(R)_5_1	189	190
		MVOcC_L(R)_5_2	191	192
		MVOcC_L(R)_5_3	193	194
		MVOcC_L(R)_5_4	195	196
		MVOcC_L(R)_5_5	197	198
	LOcC, lateral Occipital Cortex	LOcC_L(R)_4_1	199	200
		LOcC_L(R)_4_2	201	202
		LOcC_L(R)_4_3	203	204
		LOcC_L(R)_4_4	205	206
		LOcC_L(R)_2_1	207	208
		LOcC_L(R)_2_2	209	210

Lobe	Gyrus	Left and Right Hemisphere	Label ID.L	Label ID.R
Subcortical Nuclei	Amyg, Amygdala	Amyg_L(R)_2_1	211	212
		Amyg_L(R)_2_2	213	214
	Hipp, Hippocampus	Hipp_L(R)_2_1	215	216
		Hipp_L(R)_2_2	217	218
	BG, Basal Ganglia	BG_L(R)_6_1	219	220
		BG_L(R)_6_2	221	222
		BG_L(R)_6_3	223	224
		BG_L(R)_6_4	225	226
		BG_L(R)_6_5	227	228
		BG_L(R)_6_6	229	230
	Tha, Thalamus	Tha_L(R)_8_1	231	232
		Tha_L(R)_8_2	233	234
		Tha_L(R)_8_3	235	236
		Tha_L(R)_8_4	237	238
		Tha_L(R)_8_5	239	240
		Tha_L(R)_8_6	241	242
		Tha_L(R)_8_7	243	244
		Tha_L(R)_8_8	245	246

附表 3.1　CSF T-Tau 值与 Tau-PET 各脑区值的相关性

Regions	*p* 值		
	ApoE 4 ＋T＋	*ApoE 4* ＋T－	*ApoE 4* －T＋
PreCG.L	0.338	0.336	0.997
PreCG.R	0.221	0.337	0.947
SFGdor.L	0.225	0.333	0.256
SFGdor.R	0.151	0.282	0.256
ORBsup.L	0.252	0.324	0.199
ORBsup.R	0.096	0.246	0.163
MFG.L	0.456	0.348	0.193
MFG.R	0.263	0.373	0.347
ORBmid.L	0.518	0.338	0.202
ORBmid.R	0.232	0.284	0.178
IFGoperc.L	0.302	0.28	0.466
IFGoperc.R	0.124	0.445	0.566
IFtriang.L	0.489	0.37	0.304
IFtriang.R	0.340	0.599	0.419
ORBinf.L	0.351	0.264	0.325
ORBinf.R	0.274	0.395	0.31
ROL.L	0.133	0.328	0.309
ROL.R	0.074	0.363	0.363

Regions	p 值		
	$ApoE\ 4 + T+$	$ApoE\ 4 + T-$	$ApoE\ 4 - T+$
SMA.L	0.077	0.308	0.467
SMA.R	0.069	0.303	0.486
OLF.L	0.089	0.278	0.351
OLF.R	*0.042*	0.284	0.431
SFGmed.L	0.156	0.253	0.32
SFGmed.R	0.130	0.277	0.218
ORBsupmed.L	0.206	0.264	0.197
ORBsupmed.R	0.145	0.244	0.175
REC.L	0.165	0.32	0.176
REC.R	0.092	0.248	0.161
INS.L	0.252	0.419	0.281
INS.R	0.075	0.365	0.245
ACG.L	0.175	0.233	0.497
ACG.R	0.120	0.245	0.541
DCG.L	0.263	0.298	0.693
DCG.R	0.241	0.309	0.834
PCG.L	0.326	0.248	0.624
PCG.R	0.301	0.213	0.921
HIP.L	0.124	0.495	0.829
HIP.R	0.184	0.413	0.999
PHG.L	0.12	0.657	0.162
PHG.R	*0.045*	0.609	0.251
AMYG.L	0.162	0.782	0.258

Regions	p 值		
	$ApoE\ 4+T+$	$ApoE\ 4+T-$	$ApoE\ 4-T+$
AMYG.R	0.165	0.565	0.464
CAL.L	0.458	0.412	0.517
CAL.R	0.221	0.452	0.358
CUN.L	0.473	0.303	0.679
CUN.R	0.336	0.428	0.520
LING.L	0.426	0.431	0.19
LING.R	0.185	0.503	0.254
SOG.L	0.706	0.300	0.658
SOG.R	0.340	0.459	0.524
MOG.L	0.678	0.379	0.318
MOG.R	0.276	0.477	0.329
IOG.L	0.772	0.439	0.072
IOG.R	0.322	0.603	0.181
FFG.L	0.237	0.600	0.068
FFG.R	0.147	0.579	0.110
PoCG.L	0.307	0.284	0.818
PoCG.R	0.205	0.322	0.909
SPG.L	0.465	0.329	0.669
SPG.R	0.554	0.301	0.994
IPL.L	0.346	0.301	0.374
IPL.R	0.134	0.29	0.616
SMG.L	0.421	0.336	0.463
SMG.R	0.175	0.354	0.751

Regions	p 值		
	$ApoE\ 4+T+$	$ApoE\ 4+T-$	$ApoE\ 4-T+$
ANG.L	0.771	0.303	0.477
ANG.R	0.391	0.268	0.744
PCUN.L	0.276	0.344	0.429
PCUN.R	0.262	0.338	0.594
PCL.L	0.133	0.486	0.880
PCL.R	0.186	0.481	0.773
CAU.L	0.168	0.197	0.621
CAU.R	0.20	0.187	0.559
PUT.L	0.541	0.521	0.554
PUT.R	0.219	0.504	0.402
PAL.L	0.747	0.520	0.906
PAL.R	0.667	0.517	0.958
THA.L	0.376	0.403	0.937
THA.R	0.477	0.372	0.978
HES.L	0.244	0.422	0.161
HES.R	0.118	0.323	0.127
STG.L	0.261	0.447	0.098
STG.R	0.157	0.402	0.151
TPOsup.L	0.332	0.374	0.353
TPOsup.R	0.274	0.43	0.505
MTG.L	0.465	0.435	0.115
MTG.R	0.185	0.417	0.17
TPOmid.L	0.215	0.838	0.292

Regions	p 值		
	$ApoE\ 4+T+$	$ApoE\ 4+T-$	$ApoE\ 4-T+$
TPOmid.R	0.153	0.942	0.394
ITG.L	0.317	0.544	0.106
ITG.R	0.169	0.567	0.116

附表 3.2　CSF T-Tau 与全脑 Tau-PET 值的相关性

p 值		
$ApoE\ 4+T+$	$ApoE\ 4+T-$	$ApoE\ 4-T+$
0.205	0.364	0.222

附表 3.3　CSF P-Tau 值与 Tau-PET 各脑区值的相关性

Regions	p 值		
	$ApoE\ 4+T+$	$ApoE\ 4+T-$	$ApoE\ 4-T+$
PreCG.L	0.282	0.134	0.965
PreCG.R	0.192	0.163	0.889
SFGdor.L	0.182	0.161	0.304
SFGdor.R	0.13	0.15	0.303
ORBsup.L	0.184	0.172	0.188
ORBsup.R	0.0591	0.126	0.145

Regions	p 值		
	$ApoE\ 4+T+$	$ApoE\ 4+T-$	$ApoE\ 4-T+$
MFG.L	0.406	0.162	0.234
MFG.R	0.246	0.203	0.42
ORBmid.L	0.423	0.169	0.204
ORBmid.R	0.189	0.129	0.174
IFGoperc.L	0.262	0.117	0.539
IFGoperc.R	0.118	0.224	0.689
IFtriang.L	0.461	0.166	0.39
IFtriang.R	0.346	0.32	0.544
ORBinf.L	0.297	0.127	0.37
ORBinf.R	0.239	0.182	0.369
ROL.L	0.112	0.148	0.415
ROL.R	0.0668	0.183	0.483
SMA.L	0.0655	0.148	0.502
SMA.R	0.0769	0.153	0.492
OLF.L	0.06	0.168	0.387
OLF.R	0.0242	0.159	0.478
SFGmed.L	0.137	0.0995	0.438
SFGmed.R	0.127	0.118	0.305
ORBsupmed.L	0.147	0.132	0.23
ORBsupmed.R	0.0966	0.122	0.21
REC.L	0.114	0.187	0.172
REC.R	0.053	0.143	0.152
INS.L	0.206	0.216	0.353

Regions	p 值		
	$ApoE\ 4+T+$	$ApoE\ 4+T-$	$ApoE\ 4-T+$
INS.R	0.059	0.207	0.328
ACG.L	0.137	0.091	0.631
ACG.R	0.0955	0.095	0.658
DCG.L	0.204	0.133	0.703
DCG.R	0.19	0.131	0.838
PCG.L	0.275	0.12	0.576
PCG.R	0.27	0.0973	0.919
HIP.L	0.106	0.253	0.707
HIP.R	0.162	0.215	0.831
PHG.L	0.0725	0.425	0.121
PHG.R	0..82	0.405	0.19
AMYG.L	0.12	0.537	0.201
AMYG.R	0.115	0.372	0.403
CAL.L	0.478	0.304	0.605
CAL.R	0.227	0.298	0.423
CUN.L	0.457	0.171	0.75
CUN.R	0.303	0.224	0.574
LING.L	0.369	0.294	0.191
LING.R	0.14	0.37	0.27
SOG.L	0.692	0.172	0.715
SOG.R	0.294	0.258	0.565
MOG.L	0.601	0.236	0.325
MOG.R	0.226	0.312	0.372

续表

Regions	p 值		
	ApoE 4 ＋T＋	ApoE 4 ＋T－	ApoE 4 －T＋
IOG.L	0.656	0.327	0.0651
IOG.R	0.227	0.529	0.194
FFG.L	0.148	0.405	0.0444
FFG.R	0.0786	0.403	0.085
PoCG.L	0.249	0.106	0.88
PoCG.R	0.169	0.156	0.987
SPG.L	0.377	0.172	0.679
SPG.R	0.488	0.181	0.962
IPL.L	0.257	0.133	0.35
IPL.R	0.094	0.176	0.649
SMG.L	0.324	0.116	0.474
SMG.R	0.13	0.158	0.811
ANG.L	0.657	0.13	0.455
ANG.R	0.32	0.139	0.786
PCUN.L	0.221	0.18	0.403
PCUN.R	0.214	0.176	0.57
PCL.L	0.0992	0.222	0.902
PCL.R	0.134	0.22	0.728
CAU.L	0.208	0.07	0.739
CAU.R	0.242	0.0757	0.678
PUT.L	0.552	0.302	0.597
PUT.R	0.207	0.305	0.442
PAL.L	0.774	0.262	0.871

Regions	p 值		
	$ApoE\ 4+T+$	$ApoE\ 4+T-$	$ApoE\ 4-T+$
PAL.R	0.691	0.279	0.946
THA.L	0.467	0.187	0.993
THA.R	0.578	0.18	0.947
HES.L	0.233	0.238	0.236
HES.R	0.125	0.203	0.215
STG.L	0.191	0.24	0.131
STG.R	0.127	0.237	0.221
TPOsup.L	0.23	0.214	0.384
TPOsup.R	0.215	0.234	0.575
MTG.L	0.348	0.268	0.107
MTG.R	0.138	0.290	0.187
TPOmid.L	0.117	0.544	0.286
TPOmid.R	0.093	0.690	0.371
ITG.L	0.202	0.376	0.067
ITG.R	0.099	0.417	0.097

附表 3.4　CSF P-Tau 与全脑 Tau-PET 值的相关性

p 值		
$ApoE\ 4+T+$	$ApoE\ 4+T-$	$ApoE\ 4-T+$
0.162	0.418	0.188

参考文献

[1] BASSETT D S, GAZZANIGA M S. Understanding complexity in the human brain [J]. Trends in cognitive sciences, 2011, 15(5): 200-209.

[2] WALDEMAR G, DUBOIS B, EMRE M, et al. Recommendations for the diagnosis and management of Alzheimer's disease and other disorders associated with dementia: EFNS guideline [J]. European journal of neurology, 2007, 14(1): 1-26.

[3] WALBY S. Complexity theory, systems theory, and multiple intersecting social inequalities [J]. Philosophy of the social sciences, 2007, 37(4): 449-470.

[4] WATTS D J, STROGATZ S H. Collective dynamics of "small-world" networks [J]. Nature, 1998, 393(6684): 440-442.

[5] SPORNS O, TONONI G, KÖTTER R. The human connectome: a structural description of the human brain [J]. PLoS computational biology, 2005, 1(4): 42.

[6] SPORNS O. The human connectome: a complex network [J]. Annals of the New York academy of sciences, 2011, 1224(1): 109-125.

[7] MCLNTOSH A, GONZALEZ-LIMA F. Structural equation modeling and its application to network analysis in functional brain imaging [J]. Human brain mapping, 1994, 2(12): 2-22.

[8] DI X, BISWAL B B, ALZHEIMER'S DISEASE NEUROIMAGING INITIATIVE. Metabolic brain covariant networks as revealed by FDG-PET with reference to resting-state fMRI networks [J]. Brain connectivity, 2012, 2(5): 275-283.

[9] KIVINIEMI V, VIRE T, REMES J, et al. A sliding time-window ICA reveals spatial variability of the default mode network in time [J]. Brain connectivity, 2011, 1(4): 339-347.

[10] SARRAF S, SAVERINO C, GHADERI H, et al. Brain network extraction from probabilistic ICA using functional magnetic resonance images and advanced template matching techniques; proceedings of the 2014 IEEE 27th Canadian Conference on Electrical and Computer Engineering (CCECE), F, 2014 [C]. IEEE.

[11]SCHÖPF V, KASESS C, LANZENBERGER R, et al. Fully exploratory network ICA (FENICA) on resting-state fMRI data [J]. Journal of neuroscience methods, 2010, 192(2): 207-213.

[12]CHEN X, ZHANG H, GAO Y, et al. High-order resting-state functional connectivity network for MCI classification [J]. Human brain mapping, 2016, 37(9): 3282-3296.

[13]ZUCCHELLA C, BARTOLO M, BERNINI S, et al. Quality of life in Alzheimer disease: a comparison of patients and caregivers points of view [J]. Alzheimer disease and associated disorders, 2015, 29(1): 50-54.

[14] BATUM K, ÇINAR N, ŞAHiN Ş, et al. The connection between MCI and Alzheimer disease: neurocognitive clues [J]. Turkish

journal of medical sciences, 2015, 45(5): 1137-1140.

[15]NORDLUND A, ROLSTAD S, KLANG O, et al. Two-year outcome of MCI subtypes and aetiologies in the göteborg MCI study [J]. Journal of neurology, neurosurgery and psychiatry, 2010, 81（5）: 541-546.

[16]LAFERLA F M, ODDO S. Alzheimer's disease: Aβ, Tau and synaptic dysfunction [J]. Trends in molecular medicine, 2005, 11(4): 170-176.

[17]LOWE V J, CURRAN G, FANG P, et al. An autoradiographic evaluation of AV-1451 Tau PET in dementia [J]. Acta neuropathologica communications, 2016, 4(1): 58.

[18]KLEESIEK J, URBAN G, HUBERT A, et al. Deep MRI brain extraction: a 3D convolutional neural network for skull stripping [J]. NeuroImage, 2016, 129: 460-469.

[19] LIU Z, KE L, LIU H, et al. Changes in topological organization of functional PET brain network with normal aging [J]. PLoS one, 2014, 9(2): 88690.

[20]BOHLKEN M M, MANDL R C, BROUWER R M, et al. Heritability of structural brain network topology: a DTI study of 156 twins [J]. Human brain mapping, 2014, 35(10): 5295-5305.

[21]JADVAR H, COLLETTI P M. Competitive advantage of PET/MRI [J]. European journal of radiology, 2014, 83(1): 84-94.

[22]MOSCONI L, DE SANTI S, LI Y, et al. Visual rating of medial temporal lobe metabolism in mild cognitive impairment and Alzheimer's disease using FDG-PET [J]. European journal of nuclear medicine and molecular imaging, 2006, 33(2): 210-221.

[23]YAO Z, HU B, CHEN X, et al. Learning metabolic brain

networks in MCI and AD by robustness and leave-one-out analysis: an FDG-PET study [J]. American journal of Alzheimer's disease and other dementias, 2018, 33(1): 42-54.

[24]YAO Z, HU B, NAN H, et al. Individual metabolic network for the accurate detection of Alzheimer's disease based on FDGPET imaging; proceedings of the 2016 IEEE International Conference on Bioinformatics and Biomedicine (BIBM), F, 2016 [C]. IEEE.

[25]SCHILLER F. Paul Broca: Founder of French anthropology, explorer of the brain [M]. Oxford University Press, New York, 1992.

[26]GROSS C G. The discovery of motor cortex and its background [J]. Journal of the history of the neurosciences, 2007, 16(3): 320-331.

[27]PENFIELD W, RASMUSSEN T. The cerebral cortex of man: a clinical study of localization of function [J]. Journal of the american medical association, 1950, 144(16): 1412-1412.

[28] DANI M, BROOKS D, EDISON P. Tau imaging in neurodegenerative diseases [J]. European journal of nuclear medicine and molecular imaging, 2016, 43(6): 1139-1150.

[29]VAN DEN HEUVEL M P, POL H E H. Exploring the brain network: a review on resting-state fMRI functional connectivity [J]. European neuropsychopharmacology, 2010, 20(8): 519-534.

[30]ADALBERT R, GILLEY J, COLEMAN M P. Aβ, Tau and ApoE 4 in Alzheimer's disease: the axonal connection [J]. Trends in molecular medicine, 2007, 13(4): 135-142.

[31] HE Y, CHEN Z J, EVANS A C. Small-world anatomical networks in the human brain revealed by cortical thickness from MRI [J]. Cerebral cortex, 2007, 17(10): 2407-2419.

[32] ZHENG W, YAO Z, XIE Y, et al. Identification of

Alzheimer's disease and mild cognitive impairment using networks constructed based on multiple morphological brain features [J]. Biological psychiatry: cognitive neuroscience and neuroimaging, 2018, 3 (10): 887-897.

[33] QIAN L, ZHENG L, SHANG Y, et al. Intrinsic frequency specific brain networks for identification of MCI individuals using resting-state fMRI [J]. Neuroscience letters, 2018, 664: 7-14.

[34] YAO Z, HU B, ZHENG J, et al. A FDG-PET study of metabolic networks in apolipoprotein E ε4 allele carriers [J]. PloS one, 2015, 10(7): 132300.

[35] ZHAO Y, YAO Z, ZHENG W, et al. Predicting MCI progression with individual metabolic network based on longitudinal FDG-PET; proceedings of the 2017 IEEE International Conference on Bioinformatics and Biomedicine (BIBM), F, 2017 [C]. IEEE.

[36] DUAN H, JIANG J, XU J, et al. Differences in Aβ brain networks in Alzheimer's disease and healthy controls [J]. Brain research, 2017, 1655: 77-89.

[37] OJA E, HYVARINEN A. Independent component analysis: algorithms and applications [J]. Neural networks, 2000, 13(4): 411-430.

[38] JUNG T-P, HUMPHRIES C, LEE T-W, et al. Removing electroencephalographic artifacts: comparison between ICA and PCA; proceedings of the Neural Networks for Signal Processing Ⅷ Proceedings of the 1998 IEEE Signal Processing Society Workshop (Cat No 98TH8378), F, 1998 [C]. IEEE.

[39] RACHAKONDA S, LIU J, CALHOUN V. Fusion ICA toolbox (FIT) manual [J]. Albuquerque, NM: The MIND Research Network, University of New Mexico, 2008, 7: 12-18.

[40]TOSUN D, SCHUFF N, MATHIS C A, et al. Spatial patterns of brain amyloid-β burden and atrophy rate associations in mild cognitive impairment [J]. Brain, 2011, 134(4): 1077-1088.

[41]LAFORCE JR R, TOSUN D, GHOSH P, et al. Parallel ICA of FDG-PET and PiB-PET in three conditions with underlying Alzheimer's pathology [J]. NeuroImage: clinical, 2014, 4: 508-516.

[42]FU L, LIU L, ZHANG J, et al. Brain network alterations in Alzheimer's disease identified by early-phase PIB-PET [J]. Contrast media and molecular imaging, 2018, 6: 131-156.

[43]JEONG Y, CHO S S, PARK J M, et al. ^{18}F-FDG PET findings in frontotemporal dementia: an SPM analysis of 29 patients [J]. Journal of nuclear medicine, 2005, 46(2): 233-239.

[44]FIROUZIAN A, WHITTINGTON A, SEARLE G E, et al. Imaging Aβ and Tau in early stage Alzheimer's disease with [^{18}F] AV45 and [^{18}F] AV1451 [J]. EJNMMI research, 2018, 8(1): 19.

[45]DIAZ-DE-GRENU L Z, ACOSTA-CABRONERO J, CHONG Y F V, et al. A brief history of voxel-based grey matter analysis in Alzheimer's disease [J]. Journal of Alzheimer's disease, 2014, 38(3): 647-659.

[46] MISRA C, FAN Y, DAVATZIKOS C. Baseline and longitudinal patterns of brain atrophy in MCI patients, and their use in prediction of short-term conversion to AD: results from ADNI [J]. Neuroimage, 2009, 44(4): 1415-1422.

[47]ZHAN L, LIU Y, WANG Y, et al. Boosting brain connectome classification accuracy in Alzheimer's disease using higher-order singular value decomposition [J]. Frontiers in neuroscience, 2015, 9: 257.

[48]ZHANG X, HU B, MA X, et al. Resting-state whole-brain

functional connectivity networks for MCI classification using l2-regularized logistic regression [J]. IEEE transactions on nanobioscience, 2015, 14(2): 237-247.

[49]PASCOAL T A, MATHOTAARACHCHI S, MOHADES S, et al. Amyloid-β and hyperphosphorylated Tau synergy drives metabolic decline in preclinical Alzheimer's disease [J]. Molecular psychiatry, 2017, 22(2): 306.

[50]CHANG Y-L, FENNEMA-NOTESTINE C, HOLLAND D, et al. ApoE interacts with age to modify rate of decline in cognitive and brain changes in Alzheimer's disease [J]. Alzheimer and dementia, 2014, 10(3): 336-348.

[51]SWAMINATHAN S, KIM S, SHEN L, et al. Genomic copy number analysis in Alzheimer's disease and mild cognitive impairment: an ADNI study [J]. International journal of Alzheimer's disease, 2011, 12: 221-236.

[52]CHEN X, ZHANG H, LEE S-W, et al. Hierarchical high-order functional connectivity networks and selective feature fusion for MCI classification [J]. Neuroinformatics, 2017, 15(3): 271-284.

[53]YU R, ZHANG H, AN L, et al. Correlation-weighted sparse group representation for brain network construction in MCI classification; proceedings of the International Conference on Medical Image Computing and Computer-Assisted Intervention, F, 2016 [C]. Springer.

[54]MEDA S A, NARAYANAN B, LIU J, et al. A large scale multivariate parallel ICA method reveals novel imaging-genetic relationships for Alzheimer's disease in the ADNI cohort [J]. Neuroimage, 2012, 60(3): 1608-1621.

[55] WENLU Y, FANGYU H, XINYUN C, et al. ICA-based automatic classification of PET images from ADNI database; proceedings of the International Conference on neural information processing, F, 2011 [C]. Springer.

[56]WRIGHT I, MCGUIRE P, POLINE J-B, et al. A voxel-based method for the statistical analysis of gray and white matter density applied to schizophrenia [J]. Neuroimage, 1995, 2(4): 244-252.

[57] KASSUBEK J, JUENGLING F D, HELLWIG B, et al. Thalamic gray matter changes in unilateral Parkinsonian resting tremor: a voxel-based morphometric analysis of 3-dimensional magnetic resonance imaging [J]. Neuroscience letters, 2002, 323(1): 29-32.

[58]ASHBURNER J, FRISTON K J. Voxel-based morphometry-the methods [J]. Neuroimage, 2000, 11(6): 805-821.

[59]GOOD C D, JOHNSRUDE I S, ASHBURNER J, et al. A voxel-based morphometric study of ageing in 465 normal adult human brains [J]. Neuroimage, 2001, 14(1): 21-36.

[60]DA X, TOLEDO J B, ZEE J, et al. Integration and relative value of biomarkers for prediction of MCI to AD progression: spatial patterns of brain atrophy, cognitive scores, ApoE genotype and CSF biomarkers [J]. NeuroImage: clinical, 2014, 4: 164-173.

[61]FAN L, LI H, ZHUO J, et al. The human brainnetome atlas: a new brain atlas based on connectional architecture [J]. Cerebral cortex, 2016, 26(8): 3508-3526.

[62]POWER J D, COHEN A L, NELSON S M, et al. Functional network organization of the human brain [J]. Neuron, 2011, 72(4): 665-678.

[63]POWER J D, SCHLAGGAR B L, LESSOV-SCHLAGGAR C

N, et al. Evidence for hubs in human functional brain networks [J]. Neuron, 2013, 79(4): 798-813.

[64] MARRELEC G, KRAINIK A, DUFFAU H, et al. Partial correlation for functional brain interactivity investigation in functional MRI [J]. Neuroimage, 2006, 32(1): 228-237.

[65] SPORNS O, HONEY C J. Small worlds inside big brains [J]. Proceedings of the national academy of sciences, 2006, 103 (51): 19219-19220.

[66] SOFFER S N, VAZQUEZ A. Network clustering coefficient without degree-correlation biases [J]. Physical review E, 2005, 71 (5): 57101.

[67] ASSENOV Y, RAMíREZ F, SCHELHORN S-E, et al. Computing topological parameters of biological networks [J]. Bioinformatics, 2007, 24(2): 282-284.

[68] NEWMAN M E. Modularity and community structure in networks [J]. Proceedings of the national academy of sciences, 2006, 103 (23): 8577-8582.

[69] VAN DEN HEUVEL M P, SPORNS O. Network hubs in the human brain [J]. Trends in cognitive sciences, 2013, 17(12): 683-696.

[70] COHEN A D, KLUNK W E. Early detection of Alzheimer's disease using PiB and FDG PET [J]. Neurobiology of disease, 2014, 72: 117-122.

[71] CALHOUN V D, ADAL T, KIEHL K A, et al. A method for multitask fMRI data fusion applied to schizophrenia [J]. Human brain mapping, 2006, 27(7): 598-610.

[72] LIU J, PEARLSON G, WINDEMUTH A, et al. Combining fMRI and SNP data to investigate connections between brain function and

genetics using parallel ICA [J]. Human brain mapping, 2009, 30(1): 241-255.

[73] SAKAMOTO Y, ISHIGURO M, KITAGAWA G. Akaike information criterion statistics [J]. Dordrecht, the netherlands: D reidel, 1986, 81: 76-89.

[74] POSTEN H O. The robustness of the one-sample t-test over the Pearson system [J]. Journal of statistical computation and simulation, 1979, 9(2): 133-149.

[75] POSTEN H O. The robustness of the two-sample t-test over the Pearson system [J]. Journal of statistical computation and simulation, 1978, 6(3-4): 295-311.

[76] MEE R W, CHUA T C. Regression toward the mean and the paired sample t test [J]. The American statistician, 1991, 45(1): 39-42.

[77] SEDGWICK P. Pearson's correlation coefficient [J]. Bmj, 2012, 345: 4483.

[78] ODéN A, WEDEL H. Arguments for Fisher's permutation test [J]. The annals of statistics, 1975, 3(2): 518-520.

[79] BLAND J M, ALTMAN D G. Multiple significance tests: the bonferroni method [J]. Bmj, 1995, 310(6973): 170.

[80] BENJAMINI Y, HOCHBERG Y. Controlling the false discovery rate: a practical and powerful approach to multiple testing [J]. Journal of the royal statistical society: series B (methodological), 1995, 57(1): 289-300.

[81] ROSAZZA C, MINATI L, GHIELMETTI F, et al. Functional connectivity during resting-state functional MR Imaging: study of the correspondence between independent component analysis and region-of-interest-based methods [J]. American journal of neuroradiology, 2012,

33(1): 180-187.

[82]OSUNA E, FREUND R, GIROSIT F. Training support vector machines: an application to face detection; proceedings of the Proceedings of IEEE computer society conference on computer vision and pattern recognition, F, 1997 [C]. IEEE.

[83] RISH I. An empirical study of the naive bayes classifier; proceedings of the IJCAI 2001 workshop on empirical methods in artificial intelligence, F, 2001 [C]. IEEE.

[84]SIMON N, FRIEDMAN J, HASTIE T, et al. A sparse-group lasso [J]. Journal of computational and graphical statistics, 2013, 22(2): 231-245.

[85] DEMIR-KAVUK O, KAMADA M, AKUTSU T, et al. Prediction using step-wise L1, L2 regularization and feature selection for small data sets with large number of features [J]. BMC bioinformatics, 2011, 12(1): 412.

[86]ZOU H, HASTIE T. Regularization and variable selection via the elastic net [J]. Journal of the royal statistical society: series B (statistical methodology), 2005, 67(2): 301-320.

[87]COMBETTES P L, WAJS V R. Signal recovery by proximal forward-backward splitting [J]. Multiscale modeling and simulation, 2005, 4(4): 1168-200.

[88] KOHAVI R. A study of cross-validation and bootstrap for accuracy estimation and model selection; proceedings of the IJCAI, F, 1995 [C]. Montreal.

[89]KEARNS M, RON D. Algorithmic stability and sanity-check bounds for leave-one-out cross-validation [J]. Neural computation, 1999, 11(6): 1427-1453.

[90]GANDHI T, PANIGRAHI B K, ANAND S. A comparative study of wavelet families for EEG signal classification [J]. Neurocomputing, 2011, 74(17): 3051-3057.

[91]XIE J-Y, WANG C-X, JIANG S, et al. Feature selection method combing improved F-score and support vector machine [J]. Journal of computer applications, 2010, 30(4): 993-996.

[92]DU A-T, SCHUFF N, KRAMER J H, et al. Different regional patterns of cortical thinning in Alzheimer's disease and frontotemporal dementia [J]. Brain, 2007, 130(4): 1159-1166.

[93]SALVADó G, MOLINUEVO J L, BRUGULAT-SERRAT A, et al. Centiloid cut-off values for optimal agreement between PET and CSF core AD biomarkers [J]. Alzheimer's research and therapy, 2019, 11(1): 27.

[94]BRIER M R, GORDON B, FRIEDRICHSEN K, et al. Tau and Aβ imaging, CSF measures, and cognition in Alzheimer's disease [J]. Science translational medicine, 2016, 8(338): 66.

[95]LEE W, KIM S, KIM D. Individual biometric identification using multi-cycle electrocardiographic waveform patterns [J]. Sensors, 2018, 18(4): 1005.

[96]JANG J, BANG K, JANG H, et al. Quality evaluation of no-reference MR images using multidirectional filters and image statistics [J]. Magnetic resonance in medicine, 2018, 80(3): 914-924.

[97]MCKEOWN M J, JUNG T-P, MAKEIG S, et al. Spatially independent activity patterns in functional MRI data during the Stroop color-naming task [J]. Proceedings of the national academy of sciences, 1998, 95(3): 803-810.

[98] VIGáRIO R, SARELA J, JOUSMIKI V, et al. Independent

component approach to the analysis of EEG and MEG recordings [J]. IEEE transactions on biomedical engineering, 2000, 47(5): 589-593.

[99] GRANDCHAMP R, BRABOSZCZ C, MAKEIG S, et al. Stability of ICA decomposition across within-subject EEG datasets; proceedings of the 2012 Annual International Conference of the IEEE Engineering in Medicine and Biology Society, F, 2012 [C]. IEEE.

[100] XU L, GROTH K M, PEARLSON G, et al. Source-based morphometry: the use of independent component analysis to identify gray matter differences with application to schizophrenia [J]. Human brain mapping, 2009, 30(3): 711-724.

[101] PARK H J, KIM J J, YOUN T, et al. Independent component model for cognitive functions of multiple subjects using [^{15}O] H$_2$O PET images [J]. Human brain mapping, 2003, 18(4): 284-295.

[102] BRICKMAN A M, HABECK C, ZARAHN E, et al. Structural MRI covariance patterns associated with normal aging and neuropsychological functioning [J]. Neurobiology of aging, 2007, 28(2): 284-295.

[103] TOSUN D, SCHUFF N, JAGUST W, et al. Relationship Between Regional Brain Amyloid-β Deposition and Brain Atrophy Rates in Mild Cognitive Impairment [J]. The journal of the Alzheimer's association, 2010, 6(4): 15.

[104] LAIRD A R, FOX P M, EICKHOFF S B, et al. Behavioral interpretations of intrinsic connectivity networks [J]. Journal of cognitive neuroscience, 2011, 23(12): 4022-4037.

[105] ZHONG Y, HUANG L, CAI S, et al. Altered effective connectivity patterns of the default mode network in Alzheimer's disease: an fMRI study [J]. Neuroscience letters, 2014, 578: 171-175.

[106] DE HAAN W, MOTT K, VAN STRAATEN E C, et al. Activity dependent degeneration explains hub vulnerability in Alzheimer's disease [J]. PLoS computational biology, 2012, 8(8): 1002582.

[107] HANSSON O, GROTHE M J, STRANDBERG T O, et al. Tau pathology distribution in Alzheimer's disease corresponds differentially to cognition-relevant functional brain networks [J]. Frontiers in neuroscience, 2017, 11: 167.

[108] LI X, LI T-Q, ANDREASEN N, et al. Ratio of Aβ42/P-Tau 181p in CSF is associated with aberrant default mode network in AD [J]. Scientific reports, 2013, 3: 1339.

[109] GREICIUS M D, SRIVASTAVA G, REISS A L, et al. Default-mode network activity distinguishes Alzheimer's disease from healthy aging: evidence from functional MRI [J]. Proceedings of the national academy of sciences, 2004, 101(13): 4637-4642.

[110] BODIS-WOLLNER I, MARX M S, MITRA S, et al. Visual dysfunction in Parkinson's disease: loss in spatiotemporal contrast sensitivity [J]. Brain, 1987, 110(6): 1675-1698.

[111] CHO S S, STRAFELLA A P, DUFF-CANNING S, et al. The relationship between serotonin-2A receptor and cognitive functions in nondemented Parkinson's disease patients with visual hallucinations [J]. Movement disorders clinical practice, 2017, 4(5): 698-709.

[112] DENG Y, SHI L, LEI Y, et al. Altered topological organization of high-level visual networks in Alzheimer's disease and mild cognitive impairment patients [J]. Neuroscience letters, 2016, 630: 147-153.

[113] OCHSNER K N, GROSS J J. The cognitive control of emotion [J]. Trends in cognitive sciences, 2005, 9(5): 242-249.

[114] DHANJAL N S, WISE R J. Frontoparietal cognitive control of verbal memory recall in Alzheimer's disease [J]. Annals of neurology, 2014, 76(2): 241-251.

[115] GROTHE M J, TEIPEL S J, INITIATIVE A S D N. Spatial patterns of atrophy, hypometabolism, and amyloid deposition in Alzheimer's disease correspond to dissociable functional brain networks [J]. Human brain mapping, 2016, 37(1): 35-53.

[116] BALLEINE B W, KILLCROSS S. Parallel incentive processing: an integrated view of amygdala function [J]. Trends in neurosciences, 2006, 29(5): 272-279.

[117] QIU A, FENNEMA-NOTESTINE C, DALE A M, et al. Regional shape abnormalities in mild cognitive impairment and Alzheimer's disease [J]. Neuroimage, 2009, 45(3): 656-661.

[118] GRABNER R H, ANSARI D, KOSCHUTNIG K, et al. The function of the left angular gyrus in mental arithmetic: evidence from the associative confusion effect [J]. Human brain mapping, 2013, 34(5): 1013-1024.

[119] DICKERSON B C, SALAT D H, BATES J F, et al. Medial temporal lobe function and structure in mild cognitive impairment [J]. Annals of neurology, 2004, 56(1): 27-35.

[120] PETRELLA J, SHELDON F, PRINCE S, et al. Default mode network connectivity in stable vs progressive mild cognitive impairment [J]. Neurology, 2011, 76(6): 511-517.

[121] RAICHLE M E. The brain's default mode network [J]. Annual review of neuroscience, 2015, 38: 433-447.

[122] BUCKNER R L, SNYDER A Z, SHANNON B J, et al. Molecular, structural, and functional characterization of Alzheimer's

disease: evidence for a relationship between default activity, amyloid, and memory [J]. Journal of neuroscience, 2005, 25(34): 7709-7717.

[123] JACK JR C R, KNOPMAN D S, JAGUST W J, et al. Tracking pathophysiological processes in Alzheimer's disease: an updated hypothetical model of dynamic biomarkers [J]. The lancet neurology, 2013, 12(2): 207-216.

[124] SEELEY W W, CRAWFORD R K, ZHOU J, et al. Neurodegenerative diseases target large-scale human brain networks [J]. Neuron, 2009, 62(1): 42-52.

[125] DEVANAND D P, HABECK C G, TABERT M H, et al. PET network abnormalities and cognitive decline in patients with mild cognitive impairment [J]. Neuropsychopharmacology, 2006, 31 (6): 1327.

[126] LEHMANN M, GHOSH P M, MADISON C, et al. Diverging patterns of amyloid deposition and hypometabolism in clinical variants of probable Alzheimer's disease [J]. Brain, 2013, 136(3): 844-858.

[127] ZHANG S, CHIANG-SHAN R L. Functional connectivity mapping of the human precuneus by resting state fMRI [J]. Neuroimage, 2012, 59(4): 3548-3562.

[128] SPORNS O, CHIALVO D R, KAISER M, et al. Organization, development and function of complex brain networks [J]. Trends in cognitive sciences, 2004, 8(9): 418-425.

[129] VECCHIO F, MIRAGLIA F, CURCIO G, et al. Cortical brain connectivity evaluated by graph theory in dementia: a correlation study between functional and structural data [J]. Journal of Alzheimer's disease, 2015, 45(3): 745-756.

[130] ZHENG W, EILAMSTOCK T, WU T, et al. Multi-feature based network revealing the structural abnormalities in autism spectrum disorder [J]. IEEE Transactions on affective computing, 2019, 72: 19-29.

[131] ZHAO F, ZHANG H, REKIK I, et al. Diagnosis of autism spectrum disorders using multi-level high-order functional networks derived from resting-state functional MRI [J]. Frontiers in human neuroscience, 2018, 12: 91-121.

[132] TEIPEL S J. DTI and resting state fMRI as biomarker of Alzheimer's disease: present state and perspectives [J]. The journal of the Alzheimer's association, 2010, 6(4): S169.

[133] SALVATORE C, BATTISTA P, CASTIGLIONI I. Frontiers for the early diagnosis of AD by means of MRI brain imaging and support vector machines [J]. Current Alzheimer research, 2016, 13 (5): 509-533.

[134] SALA-LLONCH R, BARTRéS-FAZ D, JUNQUé C. Reorganization of brain networks in aging: a review of functional connectivity studies [J]. Frontiers in psychology, 2015, 6: 663.

[135] MARQUIé M, NORMANDIN M D, VANDERBURG C R, et al. Validating novel Tau positron emission tomography tracer [F-18]-AV-1451 (T807) on postmortem brain tissue [J]. Annals of neurology, 2015, 78(5): 787-800.

[136] CHO H, CHOI J Y, HWANG M S, et al. Tau PET in Alzheimer disease and mild cognitive impairment [J]. Neurology, 2016, 87(4): 375-383.

[137] SHAW L M, VANDERSTICHELE H, KNAPIK-CZAJKA M, et al. Cerebrospinal fluid biomarker signature in Alzheimer's disease

neuroimaging initiative subjects [J]. Annals of neurology, 2009, 65(4): 403-413.

[138] SANABRIA-DIAZ G, MARTíNEZ-MONTES E, MELIE-GARCIA L. Glucose metabolism during resting state reveals abnormal brain networks organization in the Alzheimer's disease and mild cognitive impairment [J]. PloS one, 2013, 8(7): 68860.

[139] STAM C J, JONES B, NOLTE G, et al. Small-world networks and functional connectivity in Alzheimer's disease [J]. Cerebral cortex, 2006, 17(1): 92-99.

[140] NEWMAN M E, GIRVAN M. Finding and evaluating community structure in networks [J]. Physical review E, 2004, 69(2): 26113.

[141] NEWMAN M E. Finding community structure in networks using the eigenvectors of matrices [J]. Physical review E, 2006, 74(3): 36104.

[142] SPORNS O, TONONI G, EDELMAN G M. Theoretical neuroanatomy: relating anatomical and functional connectivity in graphs and cortical connection matrices [J]. Cerebral cortex, 2000, 10(2): 127-141.

[143] DANON L, DIAZ-GUILERA A, DUCH J, et al. Comparing community structure identification [J]. Journal of statistical mechanics: theory and experiment, 2005, (9): 9008.

[144] ALBERT R, JEONG H, BARABáSI A-L. Error and attack tolerance of complex networks [J]. Nature, 2000, 406(6794): 378.

[145] BERNHARDT B C, CHEN Z, HE Y, et al. Graph-theoretical analysis reveals disrupted small-world organization of cortical thickness correlation networks in temporal lobe epilepsy [J]. Cerebral

cortex，2011，21(9)：2147-2157.

［146］YAO Z，ZHANG Y，LIN L，et al. Abnormal cortical networks in mild cognitive impairment and Alzheimer's disease ［J］. PLoS computational biology，2010，6(11)：1001006.